# 알기 쉬운
# 인슐린 주사법

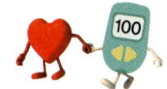

# 알기 쉬운 인슐린 주사법

초판 1쇄 발행 2018년 10월 1일
개정 4쇄 발행 2023년 10월 20일

**지은이** 삼성서울병원 당뇨병센터
**펴낸이** 문영섭
**펴낸곳** 도서출판 마루
**교정·교열** 임정은
**편집** 심강희, 김선영
**디자인** 새와나무

**등 록** 제2013-000088호
**주 소** 서울시 영등포구 선유로9길 10, SKV1센터 1021호
**전 화** 02-6959-2034
**메 일** marulink@naver.com

값 16,800원
ISBN 979-11-92285-14-6  13510

\* 잘못된 책은 바꿔드립니다.
\* 이 책은 저자와의 계약에 의해 도서출판 마루에서 발행합니다.
\* 이 책은 저작권법에 따라 보호받는 저작물이므로 무단전제와 무단복제를 금지하며 이 책 내용의 전부 또는 일부를 이용하려면 반드시 저작권자와 도서출판 마루의 서면동의를 받아야 합니다.

이 도서의 국립중앙도서관 출판시도서목록(CIP)은 서지정보유통지원시스템 홈페이지(http://seoji.nl.go.kr)와 국가자료공동목록시스템(http://www.nl.go.kr/kolisnet)에서 이용하실 수 있습니다.(CIP제어번호: CIP2018028719)

# 알기 쉬운 인슐린 주사법

삼성서울병원 당뇨병센터 지음

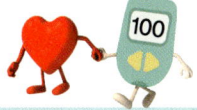

인슐린 치료에서 꼭 알아야 할 부분들을 쉽게 정리한 입문서

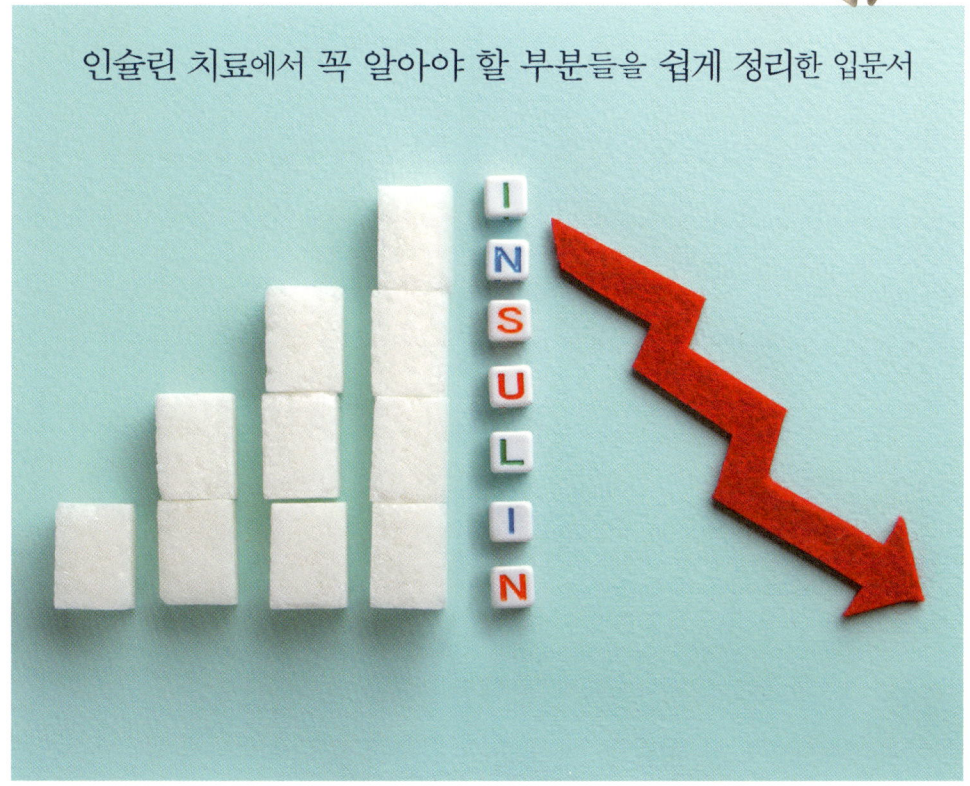

도서출판 마루

머리말

당뇨병은 완치될 수 있을까요? 약물치료를 하지 않고도 24시간 정상혈당을 유지하는 것이 완치라고 한다면 당뇨병의 완치는 매우 어렵다고 하겠습니다. 오히려 잘 조절되지 않는 분이 더 많은 것이 현실입니다. 그러나 역으로 생각하면, 당뇨병의 가장 중요한 치료인 생활습관 관리와 함께 약물을 투여하면서 혈당을 정상 범위에 가깝게 유지할 수 있다면 당뇨병의 합병증을 대부분 예방할 수 있고, 당뇨병의 공포를 극복할 수 있습니다.

약물치료의 과정에서 제1형 당뇨병의 경우 처음부터 인슐린 치료를 시작하고, 제2형 당뇨병의 경우에는 약물치료를 먼저 시작한 후 효과가 좋지 않을 경우 인슐린 치료를 시작하는 경우가 많습니다. 이 때 인슐린 치료는 내가 뭔가 잘못해서, 내 몸이 뭔가 이상해서, 또는 이제 나의 당뇨병이 회복 불가능한 말기 상태라서 시작하는 것은 아닙니다. 먹는 약과 마찬가지로 인슐린도 당뇨병 치료제의 하나일 뿐이며, 당뇨병의 치료 과정에서 단기간 또는 장기간 필요하게 되는 수단이라고 할 수 있습니다. 따라서 주치의로부터 인슐린 투여를 권고받은 순간 실망하실 필요가 전혀 없으며, 인슐린 투여로 당뇨병 관리가 더욱 잘 될 수 있다는 긍정적인 희망을 가지셔도 된다고 말씀드릴 수 있습니다. 또한 인슐린은 매우 효과적인 치료제이므로 필요할 경우 되도록 조기에 시작하는 것이 훨씬 유리합니다. 이 과정에서 인슐린 투여 전 및 투여 시작 후에도 인슐린에 대하여 알아둬야 할 점들이 몇 가지 있습니다.

　본 책자는 저희 삼성서울병원 당뇨병센터에서 인슐린 치료에 대한 기본적인 이해를 돕고자 가장 기초적인 내용부터 실제 인슐린 투여법 및 용량 조정 요령과 당뇨앱 등 최신 지견까지 인슐린 치료에서 꼭 알아야 할 부분들을 쉽게 새로 정리한 입문서입니다. 그러나 책으로만 인슐린을 이해하기란 쉽지 않습니다. 병원에 방문하여 체계적인 당뇨교육을 함께 받게 된다면, 좀 더 쉽고 깊은 이해가 가능할 것이라고 확언 드립니다. 인슐린에 대한 이해를 통해 당뇨병의 관리가 좀더 여유롭고, 효율적이 될 수 있습니다.

　본 책자를 통해 당뇨병과 함께 하는 건강을 누리시길 기원합니다.

삼성서울병원 내분비-대사내과
김재현 교수

차례

머리말 … 4

## 1. 인슐린 치료에 대한 이해 … 9

인슐린 치료에 대한 나의 마음은?
인슐린 치료의 좋은 점은?
인슐린은 어떤 역할을 하나요?
정상인의 인슐린 분비는?
인슐린 주사는 어떤 경우에 시작하나요?
나의 인슐린 주사 횟수는?
혈당조절 목표는?
나의 당화혈색소 수치는?
당화혈색소 1%(=혈당 약 30mg/dL)를 낮추면?
궁금해요

## 2. 인슐린 종류별 특성 알기 … 23

장시간형 인슐린
초속효성 인슐린
혼합형 인슐린
중간형 인슐린

## 3. 올바른 인슐린 주사법 알고 실천하기 … 31

인슐린 주사 시 필요한 준비물은?
나의 인슐린 처방은?
펜형 인슐린 주사바늘은 어떤 것을 이용하나요?
펜형 인슐린은 어떻게 준비하나요?
펜형 인슐린은 어떻게 주사하나요?
인슐린 주사 후 주사용품은 어떻게 하나요?
인슐린은 어디에 주사하나요?
주사부위는 어떻게 변경하나요?
인슐린은 어떻게 보관하나요?
궁금해요

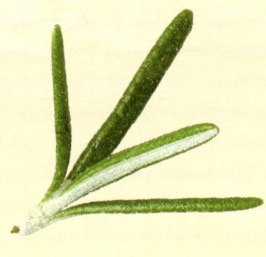

## 4. 인슐린 용량조정을 해야 하나요? ··· 53
인슐린 용량조정법
장시간형 인슐린의 용량조정
장시간형 인슐린 주사 시 기억하세요
혼합형 인슐린의 용량조정
혼합형 인슐린 주사 시 기억하세요
초속효성 인슐린의 용량조정
초속효성 인슐린 주사 시 기억하세요
궁금해요

## 5. 인슐린 주사 시 식사요법은? ··· 107

## 6. 인슐린 주사시 운동요법은? ··· 115

## 7. 저혈당 관리는? ··· 119
저혈당 원인은?
저혈당 증상은?
저혈당 발생 시 대처는?
저혈당 시 무엇을 얼마만큼 먹어야 하나요?

## 8. 자가혈당측정하기 ··· 125
올바른 자가혈당측정 방법은?
자가혈당측정은 언제 하나요?
얼마나 자주 혈당검사를 하나요?
당뇨수첩에는 무엇을 기록 하나요?
혈당이 목표범위를 벗어났을 때는?

부록 ··· 134
인슐린 주사, 혼자서도 할 수 있나요? – 시계 그려보기
나의 혈당조절 목표범위 알기
당뇨병 소모성 재료 지원 안내

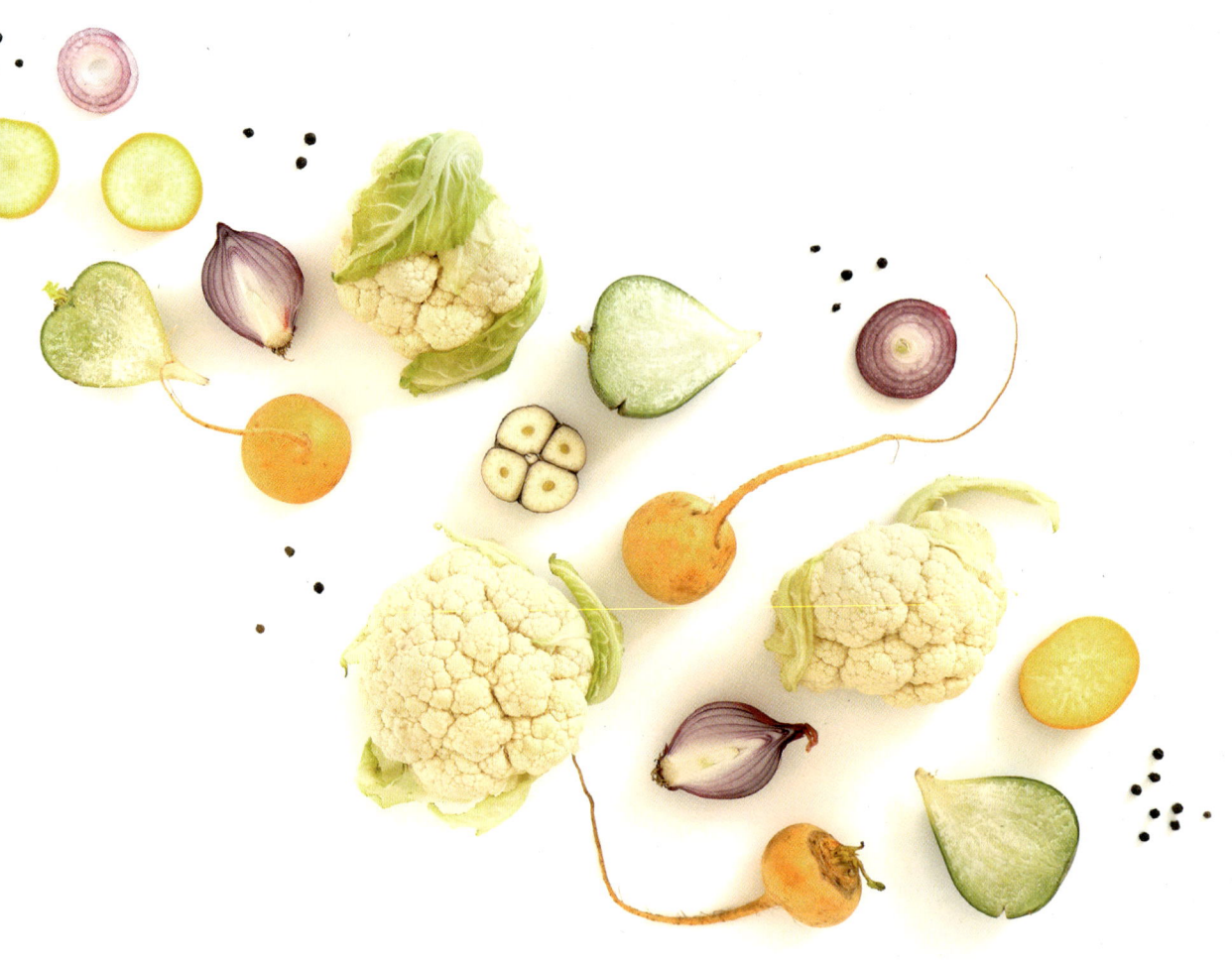

# 인슐린 치료에 대한 이해

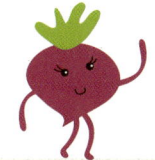

당뇨병은 다양한 치료를 통해 혈당을 목표 범위 내로 유지할 수 있습니다. 췌장에서 분비하는 인슐린이 부족하거나 인슐린이 제 기능을 못하여 혈당이 높으면 인슐린 치료를 시작할 수 있습니다.

인슐린 치료는 한 번 시작하면 평생 지속해야 한다고 생각하여 인슐린 치료의 시작을 망설이는 분도 있지만 반드시 그런것은 아닙니다. 오히려 인슐린 치료로 혈당을 정상화 시킨 후 췌장의 인슐린 분비가 어느 정도 회복되어 다시 먹는 약으로 바꾸게 되는 경우도 있습니다.

인슐린은 우리 몸이 포도당을 에너지로 사용하기 위해 꼭 필요한 호르몬이기 때문에 인슐린 치료로 높았던 혈당을 목표 범위 내로 유지하면 보다 활력있고 건강하게 생활할 수 있으며, 당뇨병의 합병증을 예방 또는 지연시킬 수 있습니다.

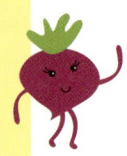# 인슐린 치료에 대한 나의 마음은?

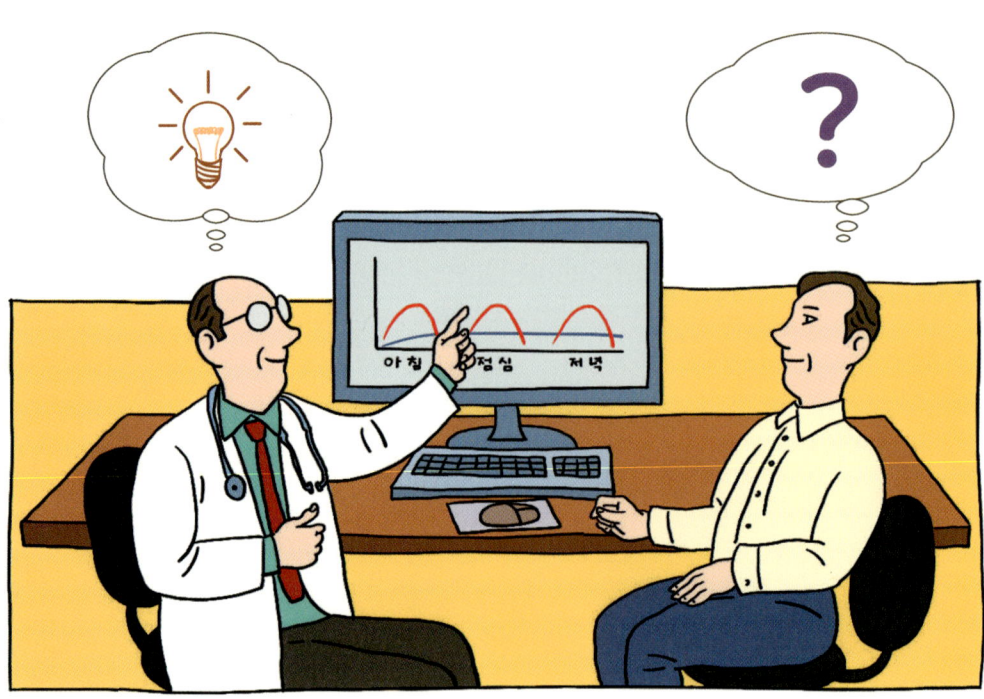

혼란스럽다  하기 싫다  스트레스 받는다  희망적이다

## 인슐린 치료의 좋은 점은?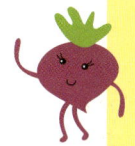

- 혈당을 효과적으로 조절하여 당뇨병성 합병증의 위험을 낮추어 줍니다.
- 고혈당으로 인한 증상을 개선합니다.
- 건강하고 활력있는 생활을 할 수 있도록 도와줍니다.
- 중성지방을 낮추고 좋은 콜레스테롤(HDL)을 높여줍니다.
- 간 또는 콩팥기능이 저하되어 있어도 안전합니다.

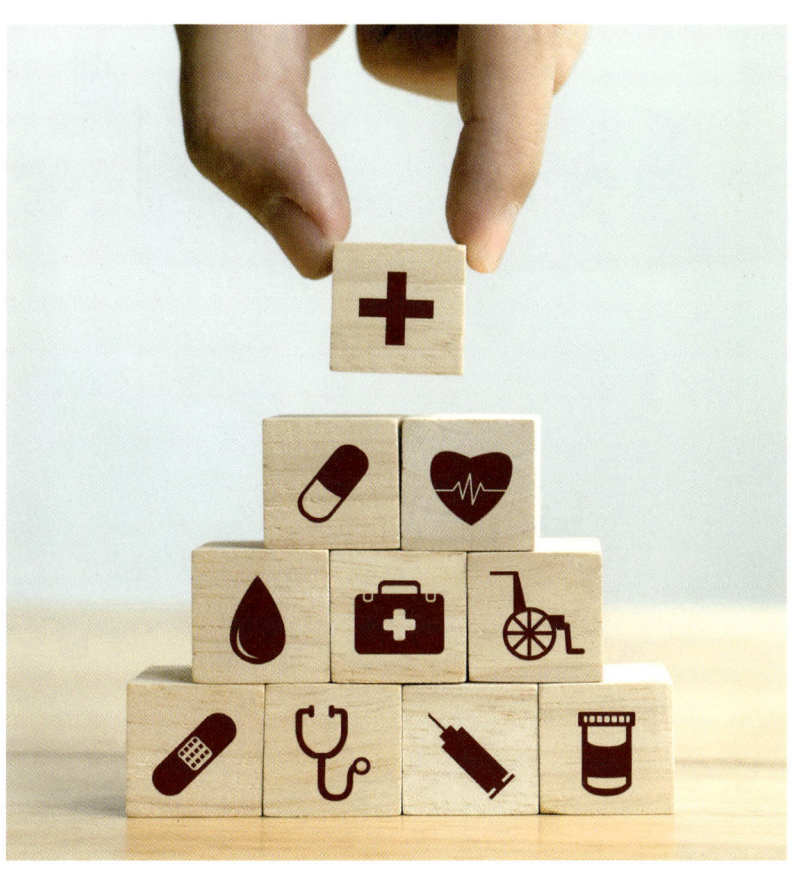

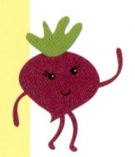

## 인슐린은 어떤 역할을 하나요?

인슐린은 췌장에서 분비되는 호르몬으로 혈액 중의 포도당이 세포 안으로 들어갈 수 있도록 세포의 잠긴 문(수용체)을 열어주는 열쇠와 같은 작용을 하여 혈당을 정상 범위로 유지시켜 주는 역할을 합니다. 건강한 사람은 혈당과 인슐린이 균형을 이루어 공복 혈당은 100mg/dL 미만, 식후 혈당은 140mg/dL 미만으로 유지됩니다.

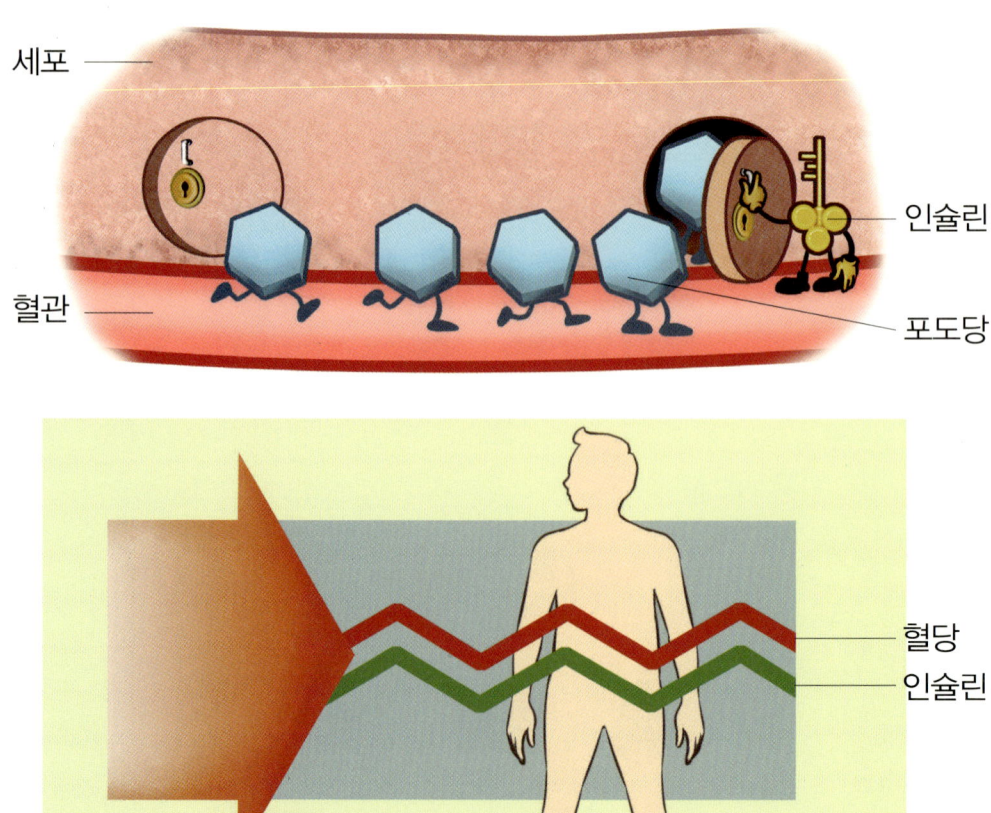

# 정상인의 인슐린 분비는?

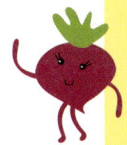

건강한 사람은 하루 종일 일정한 양의 인슐린이 분비되다가 음식을 섭취하면 음식 섭취량에 비례하여 충분한 인슐린이 분비됩니다.

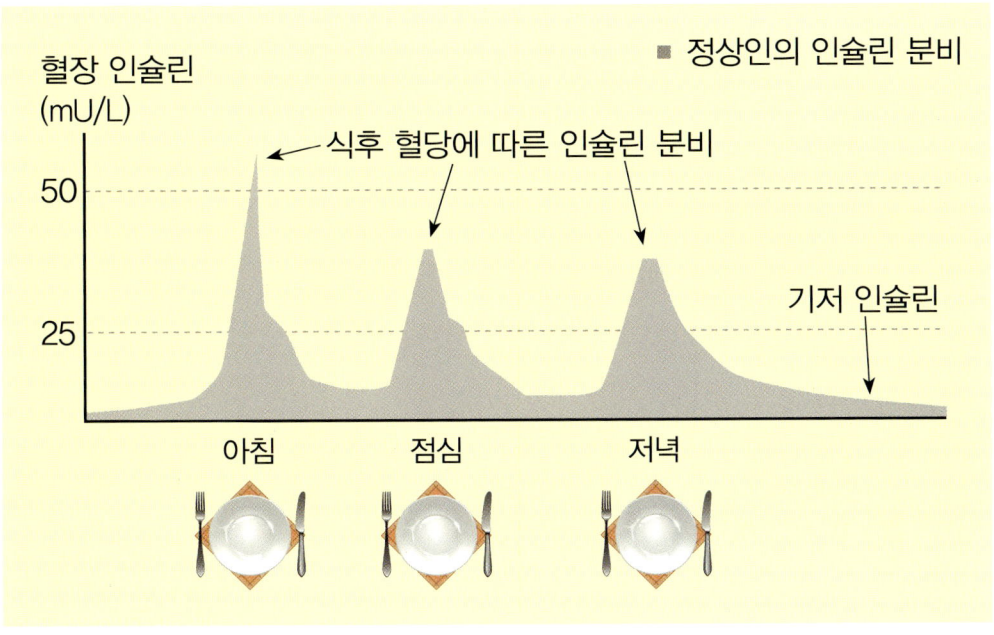

- 우리 몸에서 인슐린이 충분히 분비되지 않거나 제 기능을 못하여 혈당이 높아지면 정상인의 인슐린 분비와 비슷하게 작용할 수 있도록 인슐린 주사요법이 필요합니다.

### ■ 기저 인슐린 분비

전체 인슐린 분비량의 40~60%를 차지하며, 24시간 동안 일정하게 분비되어 공복 혈당을 조절합니다. 뇌와 다른 조직의 포도당 이용과 평형을 유지하도록 하며, 간의 포도당 생성을 억제합니다.

### ■ 식사에 따른 인슐린 분비

음식 섭취에 따른 인슐린 분비는 간의 포도당 생성을 억제하고, 말초조직에서 포도당의 이용과 저장을 촉진하여 식후 혈당을 정상 범위로 일정하게 유지되도록 합니다.

### ■ 자정~새벽 4시 사이의 혈당이 비교적 떨어짐

자정에서 새벽 4시까지는 혈당을 올리는 성장호르몬과 코티솔의 분비가 최저이므로 혈당이 떨어져 인슐린 요구량도 감소합니다. 따라서 자정~새벽 4시에 야간 저혈당을 주의해야 합니다.

### ■ 새벽 4시부터 인슐린 요구량의 증가(새벽 여명현상)

혈당을 올리는 성장호르몬과 코티솔의 분비가 많은 새벽 4시부터 오전 10시까지는 혈당이 상승합니다. 따라서 아침에는 인슐린 요구량도 10~20% 증가합니다.

## 인슐린 주사는 어떤 경우에 시작하나요?

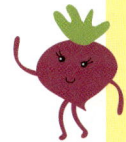

- 인슐린 주사가 필요한 경우는 다음과 같습니다.
  _____님이 인슐린 주사를 맞는 경우를 V표로 확인해 보세요.

- [ ] 췌장에서 인슐린 분비가 안 되는 경우
- [ ] 경구혈당강하제로 혈당조절이 안 되는 경우
- [ ] 중증 고혈당 증상 + 당화혈색소 9% 이상인 경우
- [ ] 질병(심근경색, 뇌졸중), 심한 감염, 큰 수술, 외상
- [ ] 간 및 콩팥기능의 이상으로 경구혈당강하제를 복용할 수 없는 경우
- [ ] 췌장 수술 후
- [ ] 약제로 인한 고혈당
  예 : 스테로이드제, 면역억제제, 호르몬제, 항암제 등

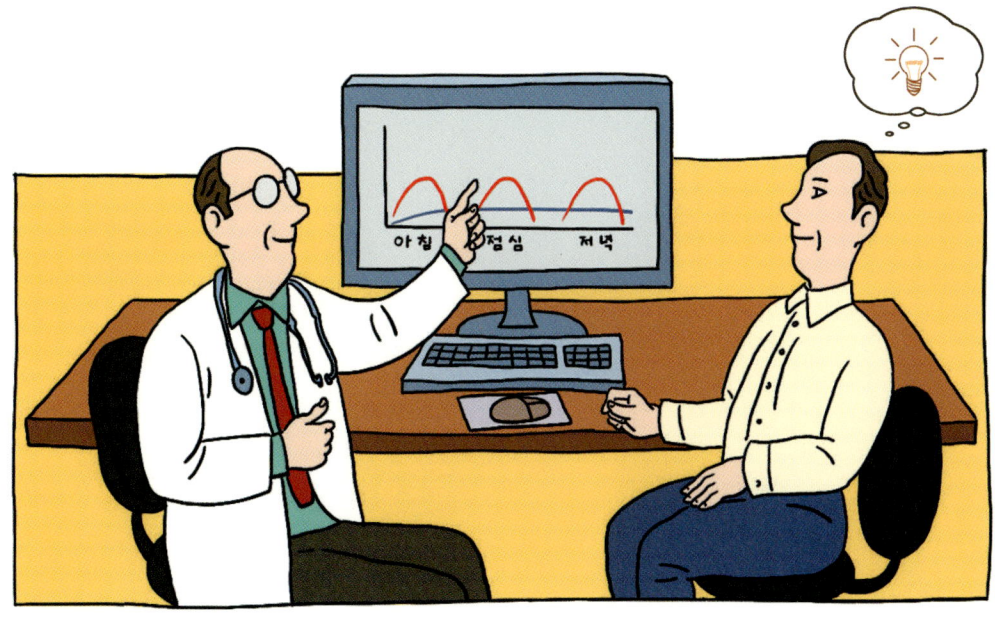

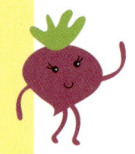

# 나의 인슐린 주사 횟수는?

인슐린 치료의 목표는 정상인의 생리적인 인슐린 분비 양상과 비슷하게 외부에서 인슐린을 공급하여 혈당을 목표 범위 내로 유지하도록 하는 것입니다. 그러나 지금까지 개발된 인슐린 종류 중에는 하루 한 번 주사로 정상인의 인슐린 분비와 같이 작용하는 인슐린은 없습니다.

  인슐린 치료는 고혈당 정도(당화혈색소 수준), 공복, 식후 고혈당 여부, 동반질환, 순응도 등을 고려하여 결정합니다. 따라서 당뇨인마다 처방받은 인슐린 종류가 다르고 주사횟수도 하루에 1~4회로 다양합니다.

\* 나의 주사횟수는? _____회/일

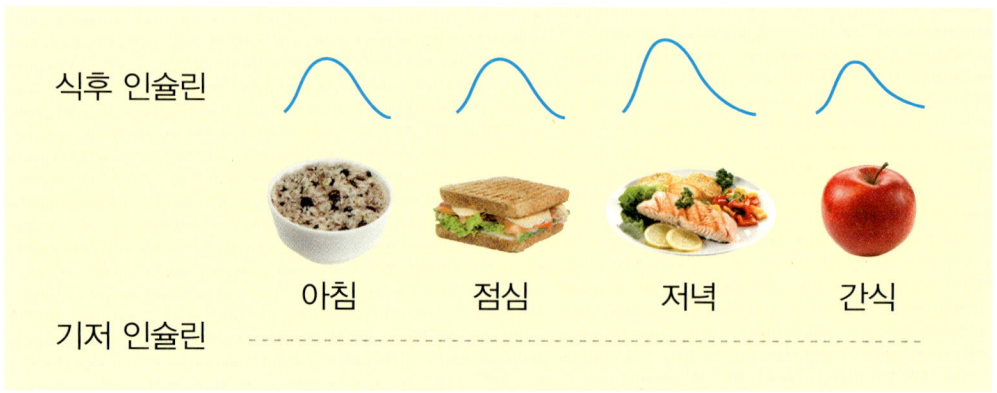

# 혈당조절 목표는?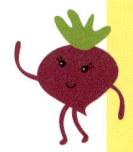

당뇨병 관리를 위해서는 꼭 알아야 할 3가지가 있습니다. 공복(식전) 혈당, 식후 혈당, 당화혈색소의 목표를 아는 것입니다. 혈당조절의 목표는 나이, 동반질환, 유병기간, 저혈당 위험 등에 따라 달라질 수 있으므로 의료진과 상담을 통해 혈당조절 목표를 세우도록 합니다.

인슐린 주사 시에는 저혈당 없이 목표 범위 내로 유지하는 것이 필요하므로 처음에는 권장 목표 범위보다 약 10~15% 높게 세워 관리합니다.

| 항 목 | 일반적인 경우 | 저혈당 위험이 있는 경우 |
| --- | --- | --- |
| 식전 혈당 | 80~130mg/dL | 100~140 mg/dL |
| 식후 2시간 혈당 | 130~180 mg/dL | 150~200 mg/dL |
| 당화혈색소(%) | 6.5% | 7% |

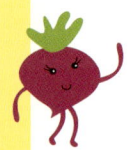
# 나의 당화혈색소 수치는?

당화혈색소는 지난 2~3개월 동안의 평균 혈당조절 상태를 반영하는 검사이므로 보통 매년 4회정도 병원에서 검사를 실시합니다.

* 나의 최근에 당화혈색소 수치를 점검해 보세요.

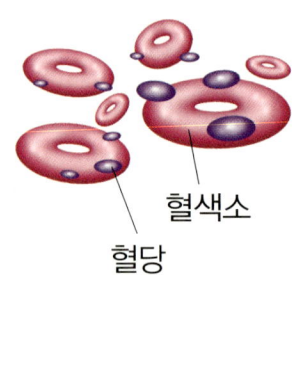
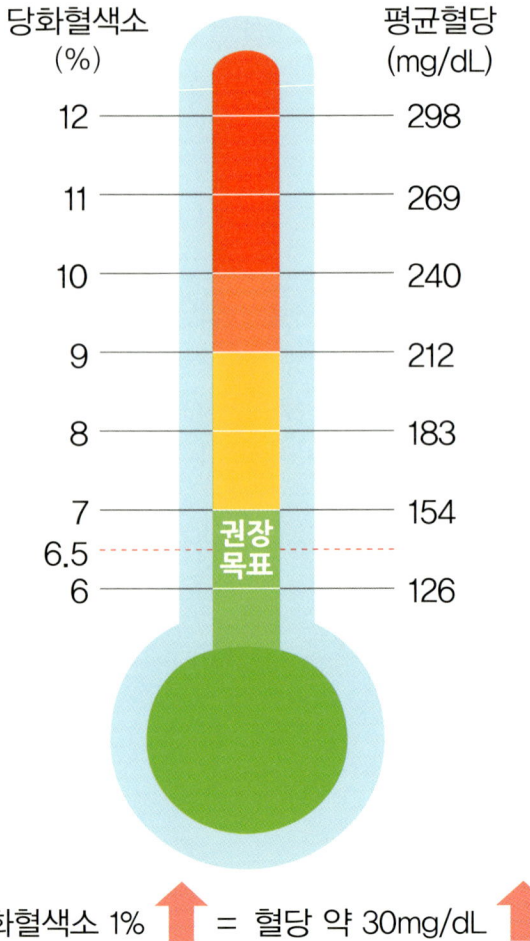

# 당화혈색소 1%(=혈당 약 30mg/dL)를 낮추면?

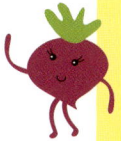

당뇨병으로 인한 합병증 발생 위험이 아래와 같이 감소합니다.

말초혈관 합병증

당뇨병성 족부궤양
손발저림

43% 감소

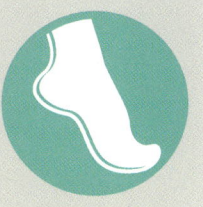

미세혈관 합병증

당뇨병성 망막병증
당뇨병성 신증

37% 감소

당뇨병 관련 사망률

21% 감소

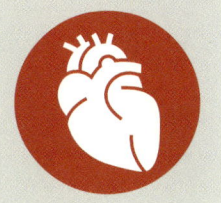

대혈관 합병증

뇌경색
심근경색
심부전

12% 감소

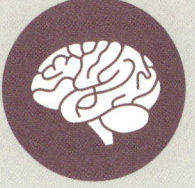

당화혈색소에 따른 식전 혈당과 식후 혈당의 비율

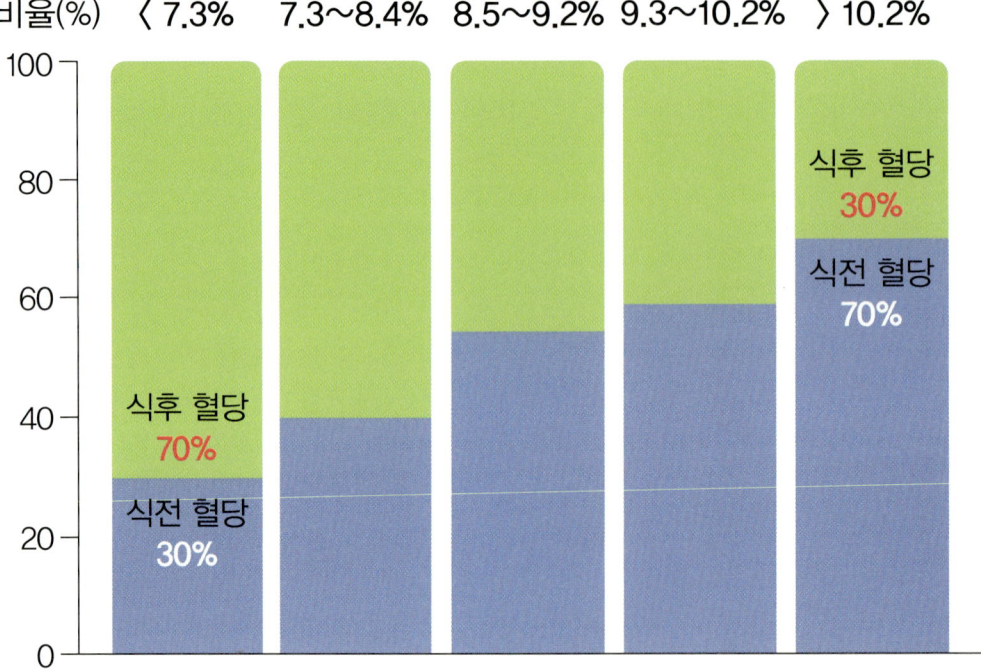

- 당화혈색소 7.3% 미만에서는 식후 혈당의 상대적인 영향이 70%로 공복 혈당의 30%에 비해 높습니다. 따라서 일반적으로 당화혈색소가 7.3% 미만으로 유지된 상태에서는 식후 혈당을 적극적으로 관리하는 것이 추가적으로 당화혈색소를 낮추는 것에 중요합니다.
- 식후 혈당 수치가 높으면 향후 심혈관 질환 발생과 사망률이 높아집니다.

**궁금해요**

Q 인슐린을 맞는 것은 당뇨병관리에 실패한 건가요?

A 그렇지 않습니다. 개인마다 차이가 있지만 당뇨병 진단 후 5~15년이 지나면 췌장에서 인슐린이 충분히 분비되지 못하는 것이 당뇨병의 자연적인 진행과정입니다. 표와 같이 인슐린이 충분히 분비되지 못하면 혈당이 높아지므로 인슐린 치료가 필요할 수 있습니다. 또한 심한 고혈당 상태에서는 일시적으로 자신의 인슐린 분비가 더욱 부족해 질 수 있습니다. 이러한 경우는 인슐린 치료로 정상 혈당을 유지한 후 자신의 인슐린 분비가 일정 수준으로 회복되는 것을 기대할 수 있습니다.

**제2형 당뇨병의 진행과정**

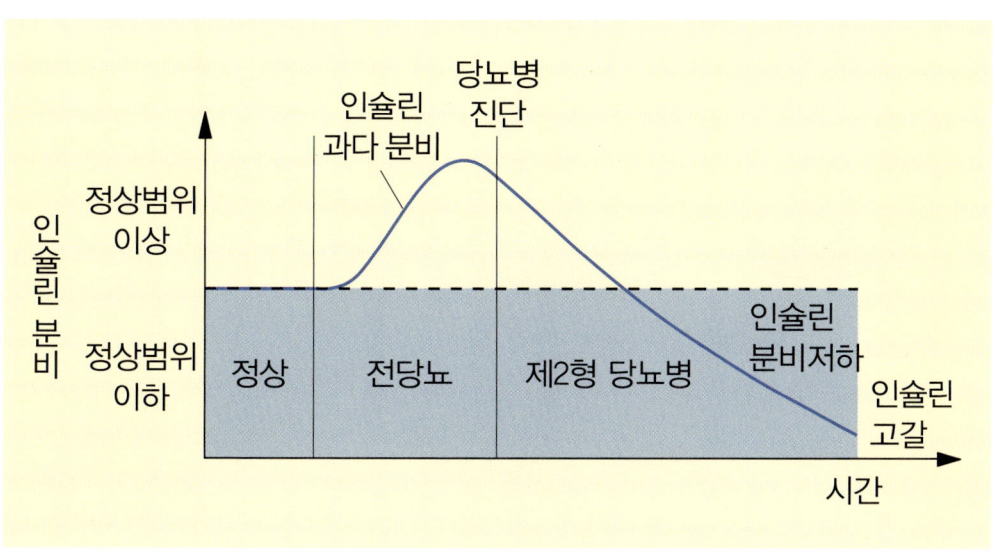

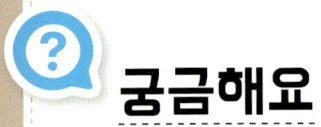
## 궁금해요

**Q** 인슐린이 몸에 해로운 영향을 미치지 않을까요?

**A** 그렇지 않습니다. 인슐린으로 인해 혈당이 낮아지면 인슐린을 생산하는 췌장의 부담도 덜게 되고 고혈당으로 인한 증상이 호전되어 전반적인 몸의 컨디션이 더욱 향상 될 수 있습니다. 인슐린을 통해 혈당조절을 잘하게 되면 당뇨병으로 인한 합병증과 사망 위험을 줄일 수 있습니다.

### 고혈당으로 인한 증상
피로감, 목마름, 소변을 많이 보는 증상, 손발 저림, 체중감소, 부옇게 보임, 잇몸 약해짐 등.

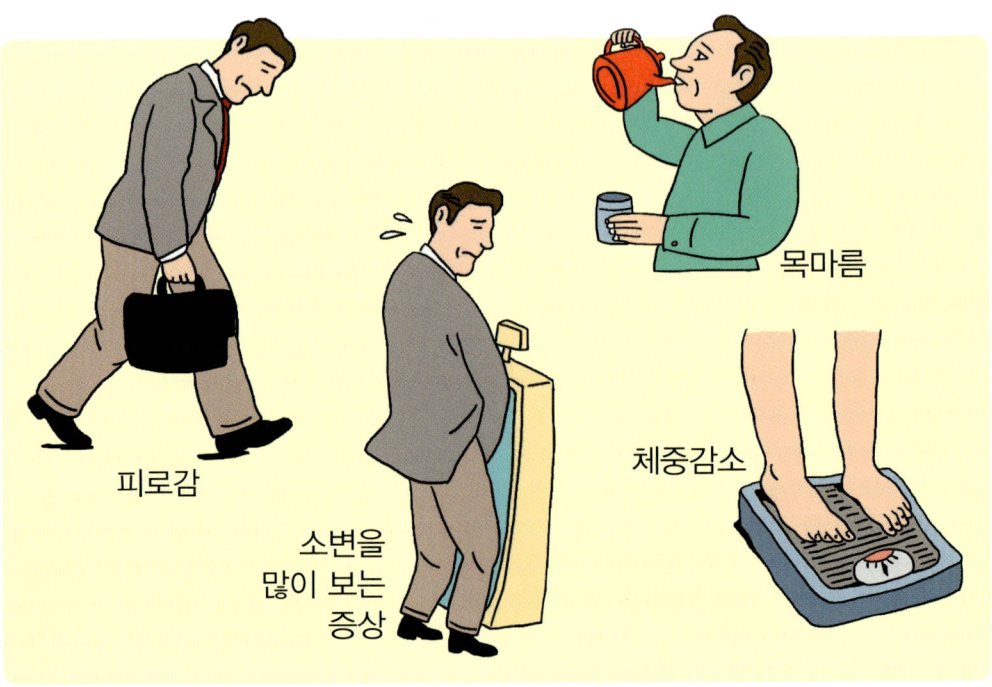

# 인슐린 종류별 특성 알기

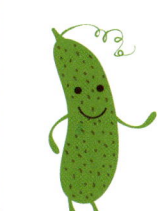

인슐린은 다양한 종류가 있습니다. 인슐린 종류는 약효가 얼마나 오랫동안 지속되는가에 따라 구분합니다. 인슐린 종류에 따라 작용시작시간, 최대효과시간, 지속시간이 다르게 나타납니다.

- 장시간형 인슐린  - 초속효성 인슐린  - 혼합형 인슐린  - 중간형 인슐린

### 내가 처방받은 인슐린은?

- 인슐린 이름(상품명) :
- 인슐린 주사시간 :
- 내장 용량 :            단위
- 개봉 후 유효 기간 :

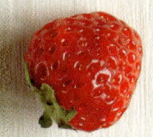
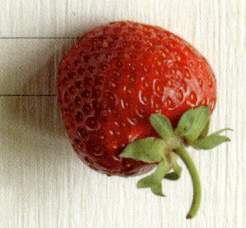

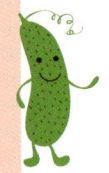

# 장시간형 인슐린

### 작용시간
주사 후 1~2시간 이내에 작용이 시작하여 최대효과 작용시간 없이 18~42시간 동안 일정하게 약효가 지속됩니다.

| 0 | 2 | 4 | 6 | 8 | 10 | 12 | 14 | 16 | 18 | 20 | 22 | 24 |

시간 ┈┈┈┈┈┈┈┈┈┈┈┈┈┈┈┈┈┈┈┈┈▶

### 주사횟수
하루에 1회 주사합니다.

### 주사시간
- 란투스, 레버미어는 가능한 같은 시간에 주사합니다.
- 트레시바는 전날 주사한 시간과 비교하여 6시간 이전부터 6시간 이후까지의 범위에서 자유롭게 주사할 수 있습니다. 예를 들어 어제 아침 9시에 맞았다면, 아침 일찍 주사할 수도 있고, 아침에 바빠서 못 맞았다면 오후 3시 이전까지 주사하면 됩니다. 트레시바는 투여하는 것을 잊어버린 경우에는 즉시 투여하고, 단 투여 간격은 최소 8시간 간격은 보장되어야 합니다.
- 투제오는 전날 주사 시간과 비교하여 3시간 이전부터 3시간 이후까지의 범위에서 자유롭게 주사할 수 있습니다.

## 종류 및 외형은?

| 종류(상품명) | 외 형 |
|---|---|
| 레버미어<br>(디터미어) | |
| 트레시바<br>(데글루덱) | |
| 란투스<br>(글라진 U-100) | |
| 투제오<br>(글라진 U-300) | |

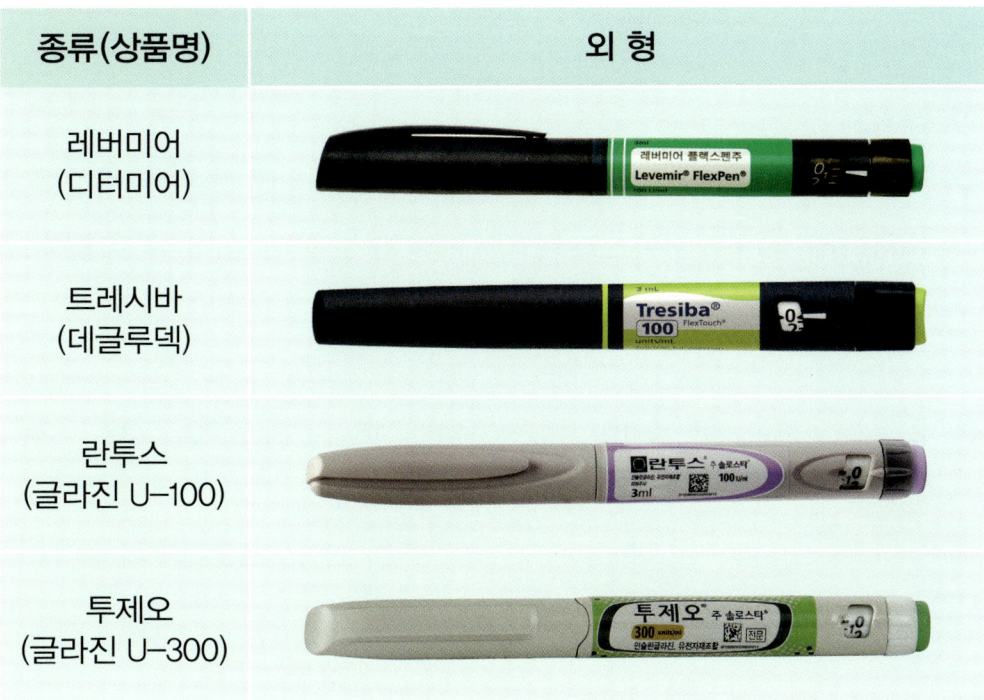

- 트레시바는 약효가 최대 42시간 작용합니다.
- 투제오는 약효가 최대 36시간 작용합니다.

### 기억하세요
- 하루 종일 일정한 양의 인슐린을 공급하여 밤에 잠자는 동안과 식전 혈당을 조절하는 데 도움이 됩니다.
- 식후 혈당이 높을 경우에는 다른 약제를 추가할 수 있습니다.

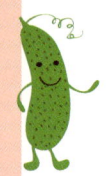

# 초속효성 인슐린

### 작용시간

주사 후 10~15분(단, 피아스프, 룸제브 2분) 내에 작용이 시작되어 1~1.5시간에 최대효과가 나타나고, 3~5시간 동안 약효가 지속됩니다.

| 0 | 2 | 4 | 6 | 8 | 10 | 12 | 14 | 16 | 18 | 20 | 22 | 24 |
|---|---|---|---|---|----|----|----|----|----|----|----|----|

시간 ────────────────────────▶

### 주사횟수

식사 횟수만큼 주사합니다. 식사를 안 하는 경우에는 주사하지 않습니다.

### 주사시간

식사 직전~15분 전에 주사합니다. 피아스프, 룸제브는 식사 시작 후 20분 내에 주사할 수 있습니다. 단 저혈당인 경우, 식사를 얼마나 먹을 지 모르는 경우, 위 마비로 소화흡수가 지연되는 경우는 식사 직후에 주사할 수 있습니다.

## 종류 및 외형은?

| 종류(상품명) | | 외형 |
|---|---|---|
| 펜형 | 피아스프 (아스파트) | |
| | 노보래피드 (아스파트) | |
| | 애피드라 (글루리신) | |
| | 휴마로그 (리스프로) | |
| | 휴마로그 HD (리스프로) | |
| | 룸제브 (리스프로) | |

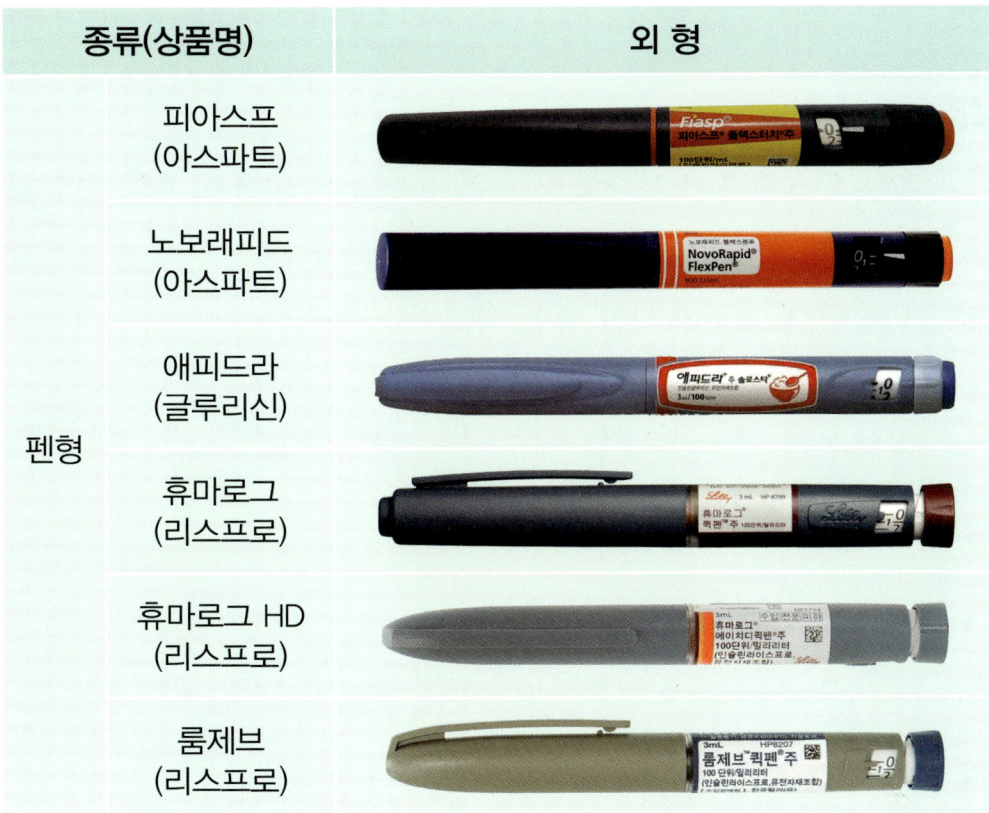

- 휴마로그 HD는 인슐린 용량을 0.5단위씩 조정할 수 있는 장점이 있습니다.

### 기억하세요

- 식사에 따른 인슐린 분비와 유사하게 작용하여 식후 혈당조절을 위해 사용합니다.
- 탄수화물 섭취량에 따라 인슐린 용량을 변경합니다.
- 운동할 경우 인슐린 용량을 줄이거나 간식을 섭취합니다.

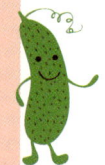

# 혼합형 인슐린

### 작용시간

초속효성 인슐린과 장시간형 인슐린이 다양한 비율로 혼합되어 있으므로 주사 후 10~15분 후 약효가 시작되어 1~1.5시간에 최대효과가 나타난 후 10~24시간 동안 약효가 지속됩니다.

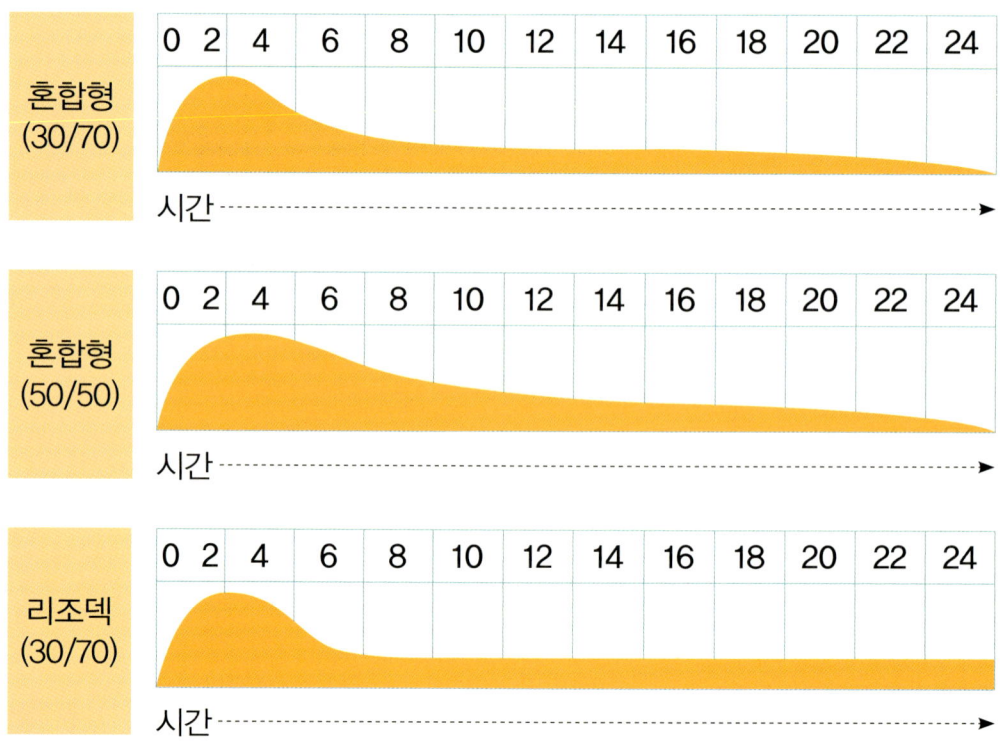

### 주사횟수

하루에 1~3회 주사합니다.

### 주사시간

식사 직전~15분 전에 주사합니다.

## 종류 및 외형은?

| 종류(상품명) | 외 형 |
|---|---|
| 노보믹스 30 | |
| 노보믹스 50 | |
| 휴마로그믹스 25 | |
| 휴마로그믹스 50 | |
| 리조덱 | |

### 기억하세요

- 식후 혈당을 조절하는 초속효성이 혼합되어 있으므로 식후 혈당을 올리는 탄수화물 섭취량을 알맞게 섭취하여 저혈당과 고혈당을 예방합니다.
- 혼합형 인슐린은 초속효성 인슐린의 혼합비율(25%, 30%, 50%)이 다양하므로 식후 고혈당 정도에 따라 선택할 수 있습니다.
- 손바닥에서 10회 굴리고, 위아래로 10회 흔들어 혼합 후 주사합니다. 단, 리조덱은 투명하므로 혼합할 필요가 없습니다.

# 중간형 인슐린

### 작용시간

주사 후 2~4시간 내에 작용이 시작되어 5~8시간에 최대효과가 나타나고, 12~18시간 동안 약효가 지속됩니다.

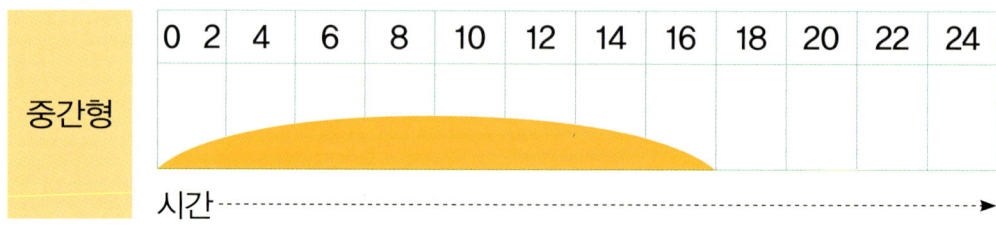

### 주사횟수

하루에 1~2회 주사합니다.

### 주사시간

식전 30분에 주사합니다.

### 종류 및 외형은?

| 종류(상품명) | 외 형 |
|---|---|
| 휴물린 엔 | |

### 기억하세요

- 식전 혈당과 점심식후의 혈당조절에 도움이 됩니다.
- 손바닥에서 10회 굴리고, 위 아래로 10회 흔들어 혼합 후 주사합니다.

# 올바른 인슐린 주사법 알고 실천하기

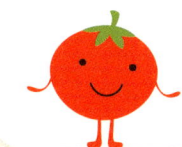

인슐린 주사를 처음 시작할 때는 당뇨교육을 통해 다음과 같은 사항을 알고 실천해야 합니다.

- 인슐린 주사 준비과정
- 인슐린 주사부위
- 인슐린 보관
- 인슐린 용량조정

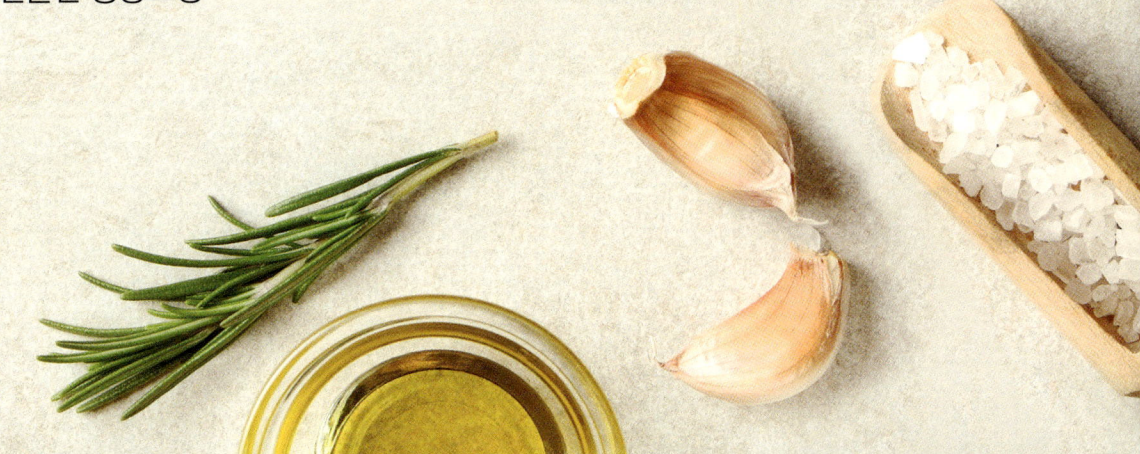

## 인슐린 주사 시 필요한 준비물은?

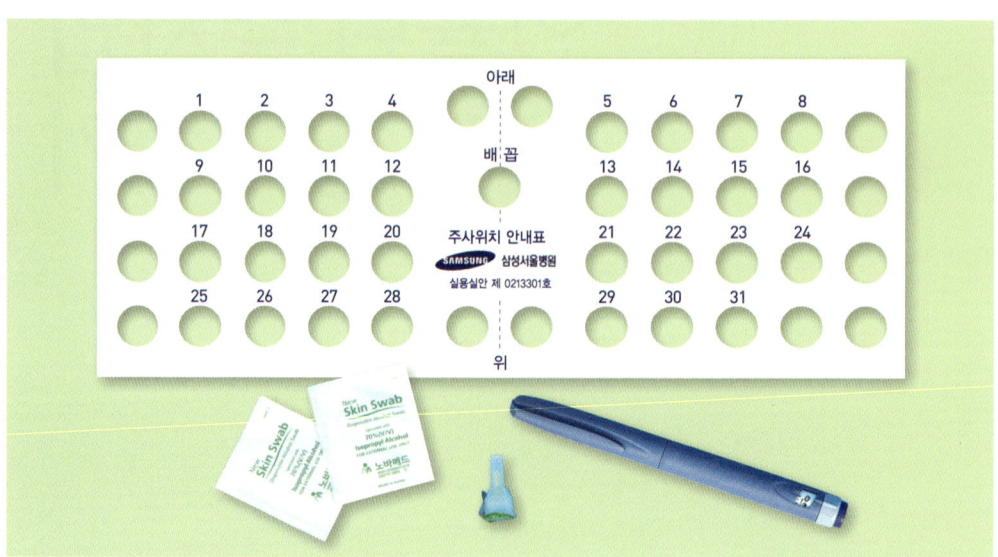

### 인슐린

진료 시 처방받아 병원 또는 약국에서 구입합니다. 인슐린 펜에는 총 300단위 인슐린이 내장되어 있습니다. 단, 투제오는 450단위 내장되어 있습니다.

### 인슐린 주사바늘

4mm, 32G 바늘을 권장합니다.

### 인슐린 주사위치 안내표

인슐린 주사 위치 선택을 도와주는 표입니다.

### 알콜솜

★ 인슐린 주사바늘은 소모품 재료 지원을 받아 구입합니다.(부록 참조)

# 나의 인슐린 처방은?

### 🔖 장시간형 인슐린을 처방받은 경우

인슐린 작용시간 알기

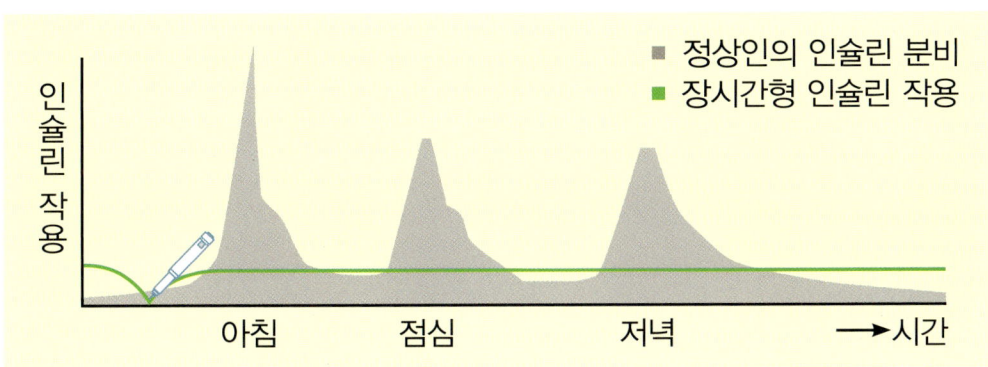

처방받은 인슐린 이름(상품명)에 'V'표로 체크하고 기억하기

- ☐ 트레시바
- ☐ 투제오
- ☐ 란투스
- ☐ 레버미어

처방받은 인슐린 용량 : _____ 단위

인슐린 주사시간 : 매일 ___시 ___분 (가능한 같은 시간 주사)

나의 일정 적어 보기

| 아침 공복 혈당 측정 | → | 인슐린 주사 (같은 시간) | → | 아침 식사 |
|---|---|---|---|---|
| 시    분 |  | 시    분 |  | 시    분 |

### 💉 초속효성 인슐린을 처방받은 경우

인슐린 작용시간 알기

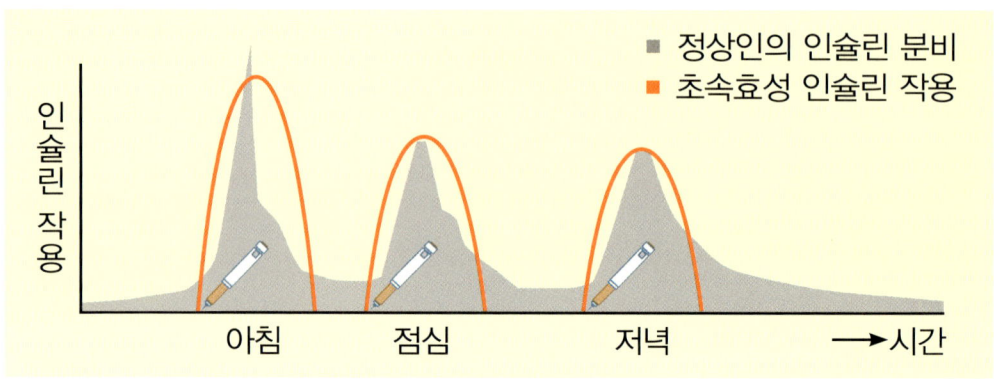

처방받은 인슐린 이름(상품명)에 'V'표로 체크하고 기억하기

☐ 노보래피드  ☐ 휴마로그  ☐ 애피드라  ☐ 피아스프  ☐ 룸제브

처방받은 인슐린 용량

아침 _____단위   점심 _____단위   저녁 _____단위

인슐린 주사시간 : 식사 직전~15분 전

나의 일정 적어 보기

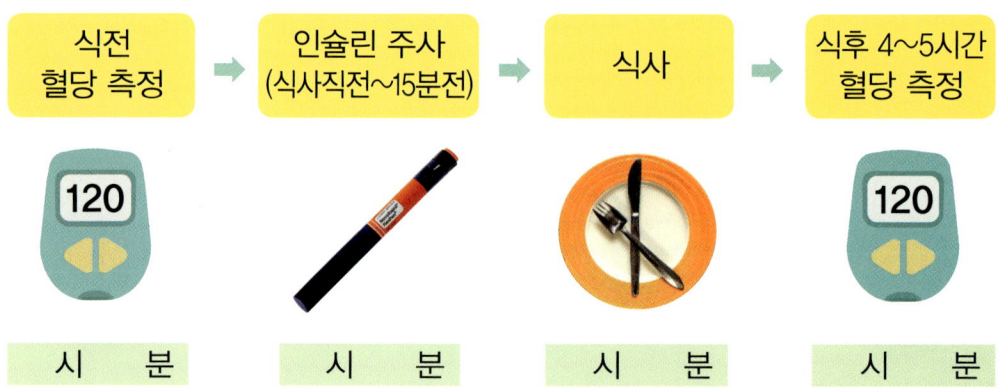

## 🖊 혼합형 인슐린을 처방받은 경우

인슐린 작용시간 알기

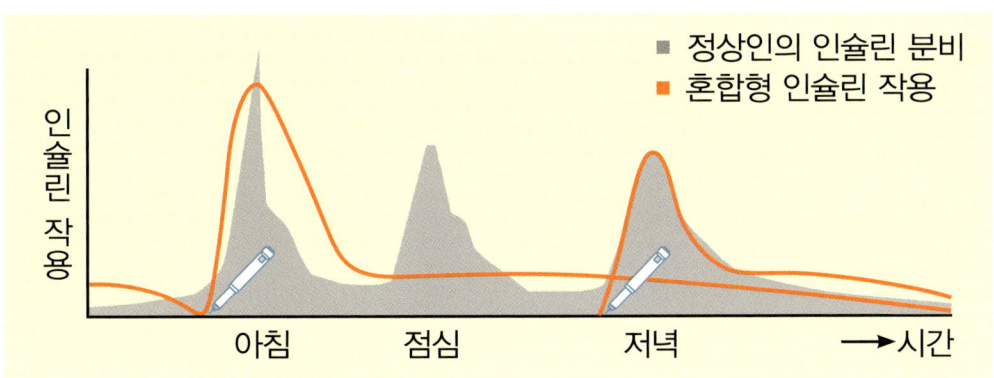

처방받은 인슐린 이름(상품명)에 'V'표로 체크하고 기억하기
- ☐ 리조덱   ☐ 노보믹스 30   ☐ 휴마로그믹스 25
- ☐ 휴마로그믹스 50

처방받은 인슐린 용량

아침 _____단위   점심 _____단위   저녁 _____단위

인슐린 주사시간 : 식사 직전~15분 전

나의 일정 적어 보기

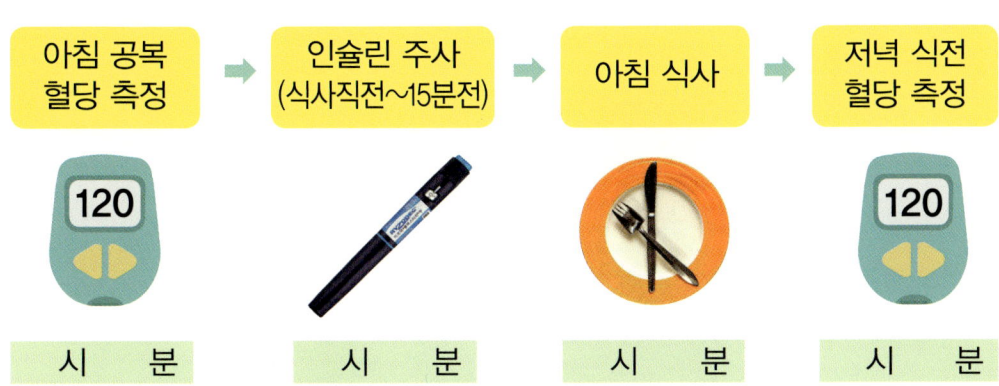

## 펜형 인슐린 주사바늘은 어떤 것을 이용하나요?

- 펜형 인슐린 주사바늘은 4mm, 5mm, 6mm가 있습니다.
- 인슐린 주사바늘은 근육주사의 위험도 적고, 상대적으로 통증도 적은 4mm 주사바늘을 권장합니다.
- 주사바늘 굵기는 30, 31, 32 게이지(G)가 있습니다. 숫자가 클수록 바늘의 굵기는 가늘어 집니다. 주사바늘은 가능하면 내경이 넓은 것을 선택하도록 합니다.

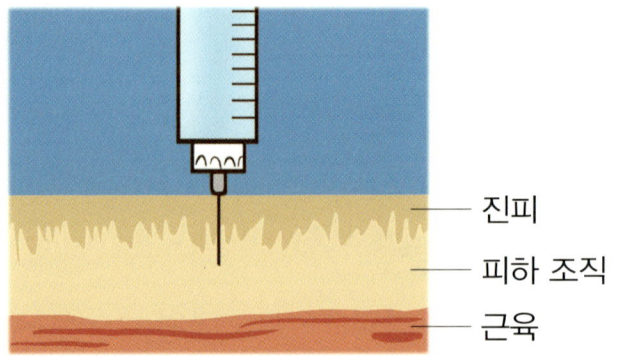

- 인슐린 주사바늘은 약국, 의료기상, 인터넷에서 구입합니다. 구입할 때는 당뇨병 소모성 재료 지원금 제도를 이용합니다.(부록 참조)

### 주사바늘 재사용하면?

- 감염  • 통증  • 미세 외상  • 바늘 막힘
- 주사부위의 지방비대 등이 생길 수 있습니다.

＊ 주사바늘은 1회 사용을 원칙으로 합니다.

# 펜형 인슐린은 어떻게 준비하나요?

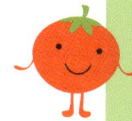

★ 혼합형, 중간형 인슐린은 반드시 균일하게 혼합 후 사용하기

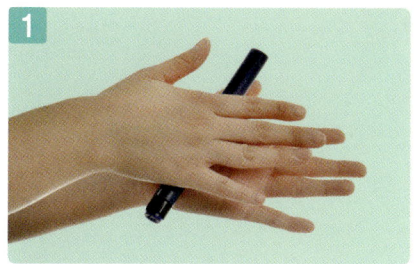

펜을 손바닥 사이에서 10회 굴리기

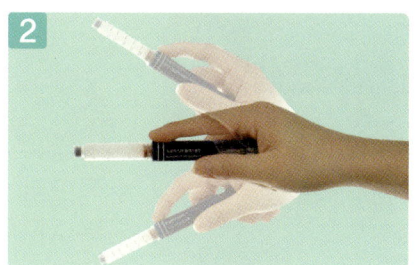

위아래로 10회 흔들기

## 1. 인슐린 주사용기 주사바늘 끼우는 부분 알콜솜으로 소독하기

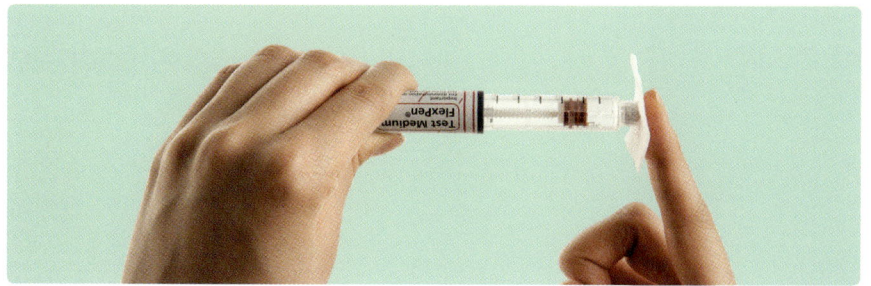

## 2. 주사바늘 끼우기

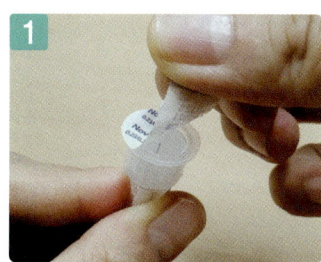

종이 덮개 제거

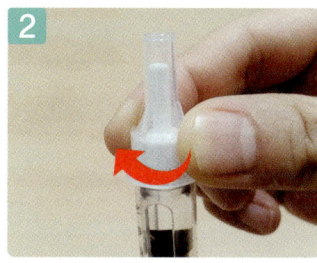

똑바로 끼워 시계 방향으로 돌리기

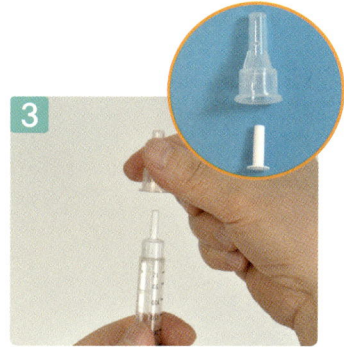

겉 뚜껑과 속 뚜껑 뽑아주기

## 3. 공기 제거하기

다음과 같이 3단계 순서대로 점검합니다.

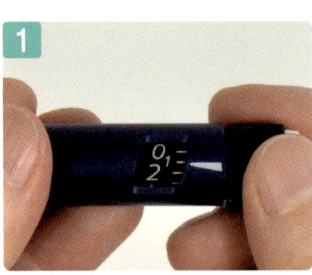
1칸 또는 "1"로 돌리기

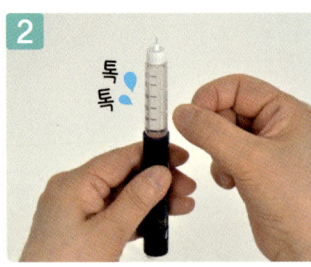
수직으로 세운 후 "4"회 톡톡 치기

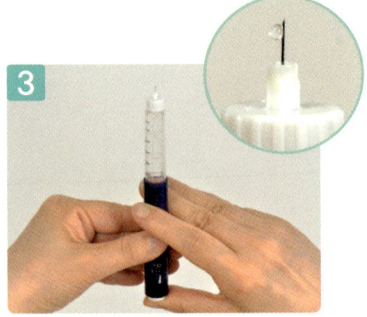
버튼 눌러 주고 한 방울 확인하기

★ 만약 한 방울이 안 나오면 이 과정을 반복합니다. 바늘 및 인슐린 용기 안에 공기를 제거하고 바늘이 막혔는지 확인하기 위함.

## 4. 주사용량 설정하기

본인이 주사할 만큼 용량 설정 다이얼을 다음과 같이 돌려 주세요.

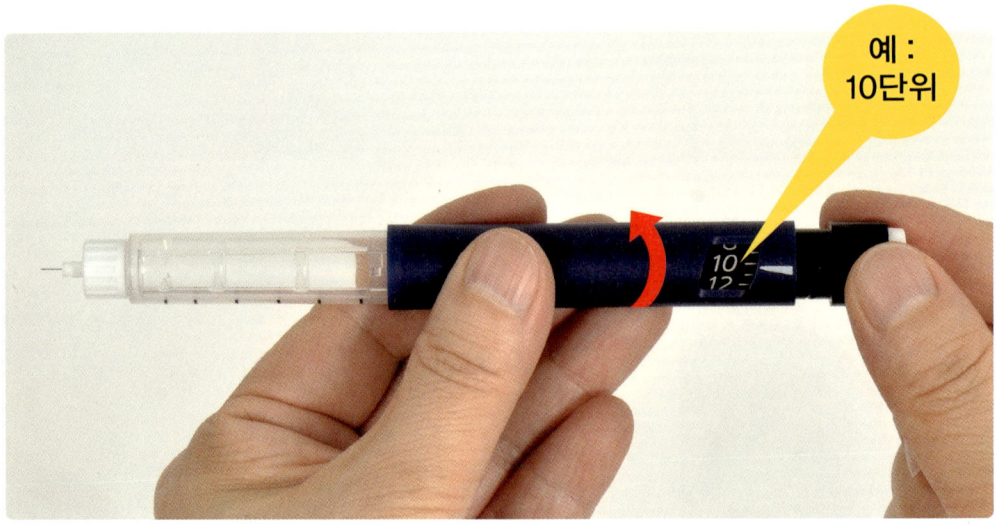

예 : 10단위

## 펜형 인슐린은 어떻게 주사하나요?

### 1. 알코올 솜으로 주사부위 소독하기

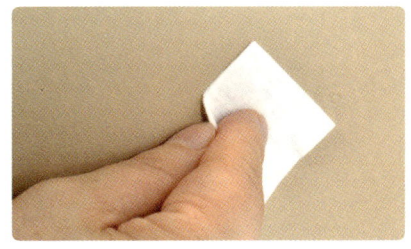

★ 만약 덜 마른 상태에서 주사하면 통증이 더함.

### 2. 주사바늘 삽입하기

인슐린 펜을 네 손가락으로 움켜잡고, 피부와 직각(90도)으로 삽입하기

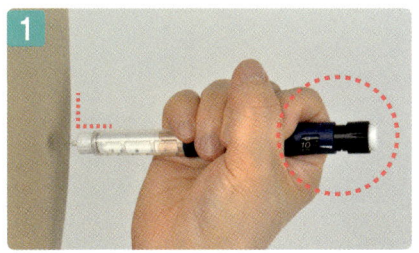
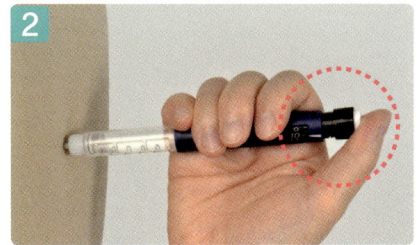

★ 주사 전 주입버튼 위에 엄지손가락을 올려 놓으면 인슐린이 새어 나갈 수 있음.

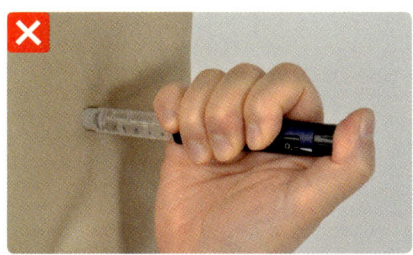
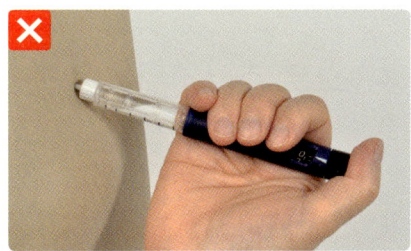

★ 주사바늘 삽입 시 피부를 꾹 누르면 근육주사가 되어 흡수율이 빨라지고, 통증도 심하고 멍이 잘 들 수 있음. 기울여 주사하면 피내주사가 되어 흡수율이 지연됨.

## 3. 주입버튼 누르기

주입버튼을 끝까지 누른 뒤 10초 정도 더 눌러주기

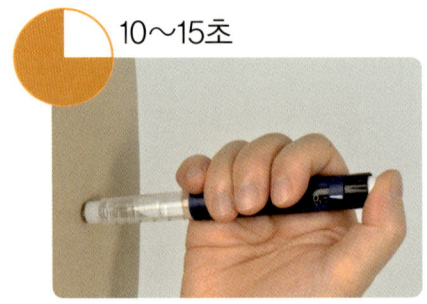
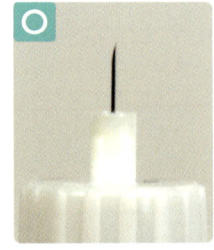
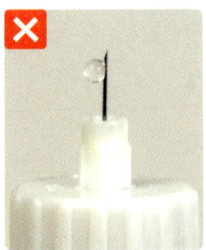

★ 주사 후 바늘 끝에서 한 방울 이상 떨어지면 인슐린이 덜 주사되었으므로 다음 번 주사 시에는 15초 이상 눌러주기.

## 4. 주입버튼을 누른 상태에서 주사바늘 빼기

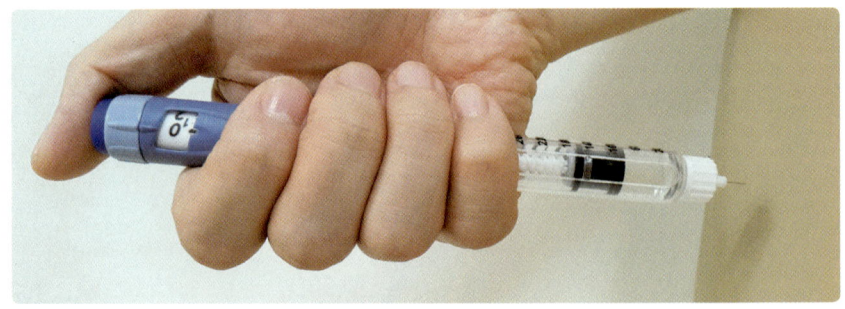

★ 주입버튼에서 엄지손가락을 먼저 떼고 바늘을 빼면 피가 역류되거나 멍이 들 수 있음.

## 5. 알콜솜으로 주사부위 5초 정도 살짝 눌러주기

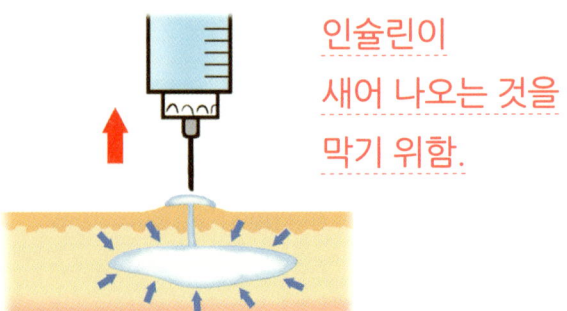

인슐린이 새어 나오는 것을 막기 위함.

# 인슐린 주사 후 주사용품은 어떻게 하나요?

### 사용한 인슐린 주사바늘 제거하기

- 주사바늘의 큰 겉 뚜껑을 덮은 후 시계 반대 방향으로 돌려 바늘 분리하기
- 밀폐용기(예 : 페트병)에 모았다가 쓰레기통에 버리기
- 인슐린은 펜 뚜껑을 끼워서 보관하기(빛으로부터 보호하기 위함)

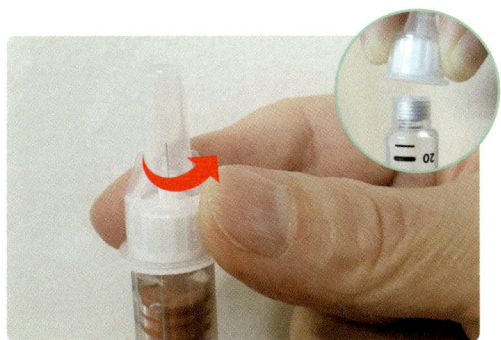 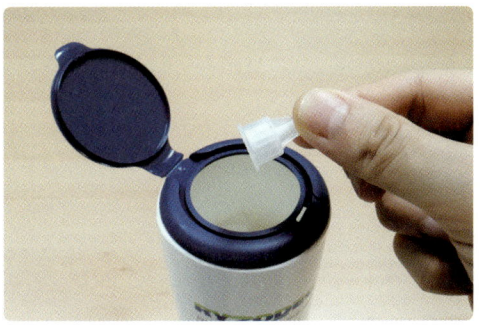

★ 인슐린 주사용기에 주사바늘을 미리 끼워 놓은 상태로 보관하면 인슐린 용기 안으로 공기가 들어가거나 인슐린이 새어 나갈 수 있음.

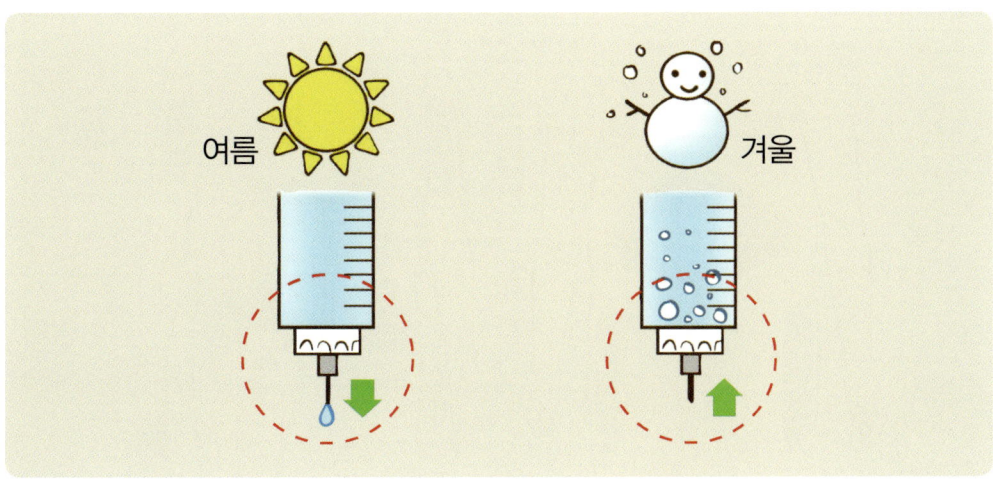

# 인슐린은 어디에 주사하나요?

인슐린 주사는 신경, 혈관, 근육 부위를 피하여 피하지방 조직에 주사합니다. 만약 근육 내로 주사되면 인슐린 흡수가 빨라져 저혈당의 위험이 있고 통증이 더할 수 있습니다. 피부 내(진피)에 주사 되면 인슐린 흡수가 지연되고, 피부에 수포가 생기거나 통증이 더할 수 있습니다.

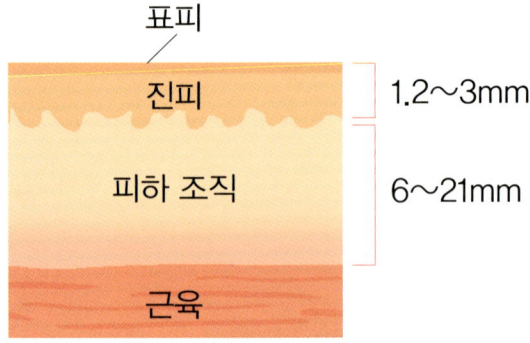

**인슐린 주사를 할 수 있는 부위**

그림과 같이 피하지방층이 풍부한 복부, 허벅지, 팔, 엉덩이 등입니다.

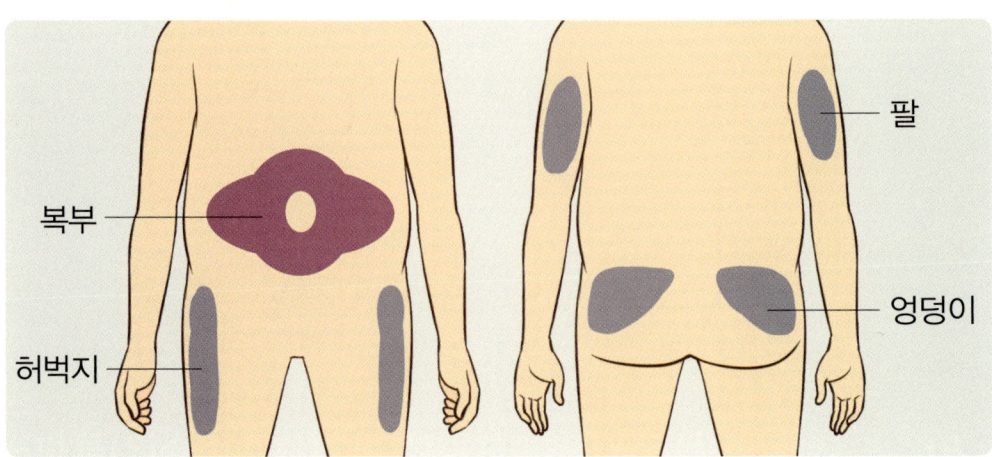

## 복부 주사부위

복부는 피하지방이 풍부하고 흡수가 잘 이루어지며, 스스로 주사하기 편하므로 가장 먼저 선택합니다. 그러나 간질환으로 복수가 찬 경우, 수술로 인한 상처가 있는 경우, 만삭의 임산부는 팔과 허벅지에 주사합니다.

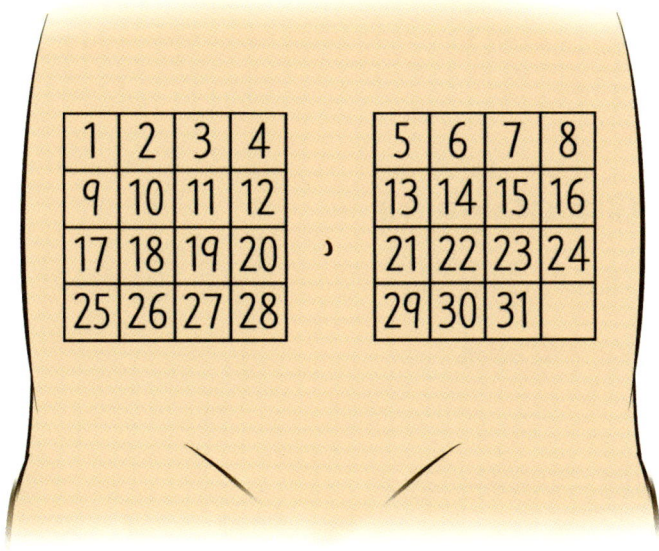

★ 배꼽 가까이 주사하면 혈관분포가 많아 멍이 들 수 있고, 흡수율이 일정하지 않을 수 있습니다. 따라서 복부에 주사 시에는 배꼽에서 2~3cm 이상 떨어진 곳에 주사합니다.

- 허벅지 바깥쪽, 팔의 상부 바깥쪽도 이용합니다.
- 허벅지 바깥쪽 주사시에는 주사위치 안내표의 가운데 점선을 허벅지 정중앙에 맞추고 바깥쪽만 날짜와 일치시켜 주사합니다.(44~45쪽 참조)

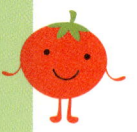

# 주사부위는 어떻게 변경하나요?

인슐린은 이전 주사부위에서 최소 1cm 이상 떨어진 곳에 주사해야 합니다. 주사위치 안내표를 이용하여 주사부위를 넓게 사용하고, 한 번 주사한 곳으로 다시 돌아오는 것을 최대한 늦추도록 합니다.

★ 주의 : 주사 부위를 변경하지 않으면 피부 지방층의 비대 또는 위축을 일으킴.

## 주사위치 안내표 사용법의 예

주사위치 안내표의 가운데 구멍을 배꼽과 일치시켜 복부에 대고 다음과 같이 사용합니다.

**1 하루에 한번 주사하는 경우**

오늘 날짜의 동그라미 안에 주사합니다.

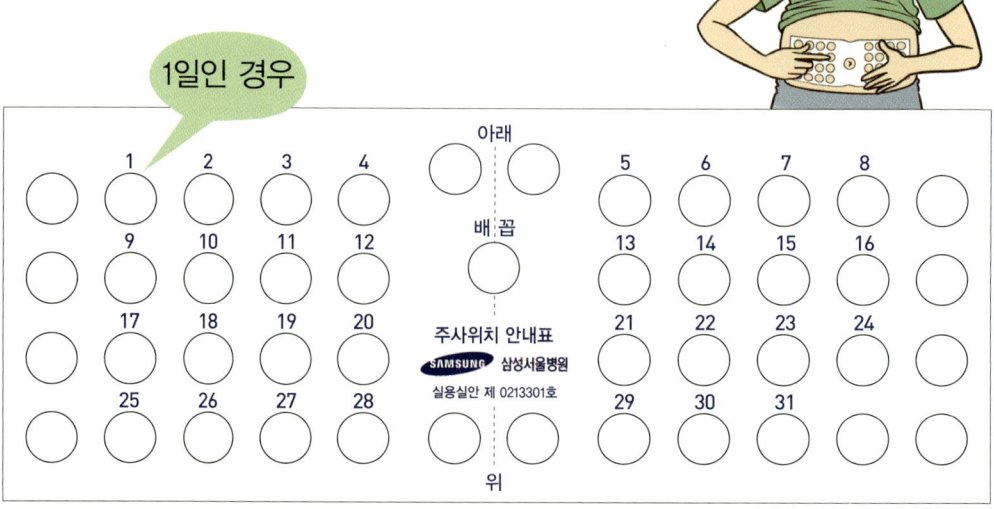

1일인 경우

## 2 하루에 2회 주사하는 경우

아침 : 오늘 날짜의 동그라미 안에 주사합니다.

저녁 : 화살표와 같이 한 칸 건너 아래 또는 윗쪽 동그라미 안에 주사합니다.

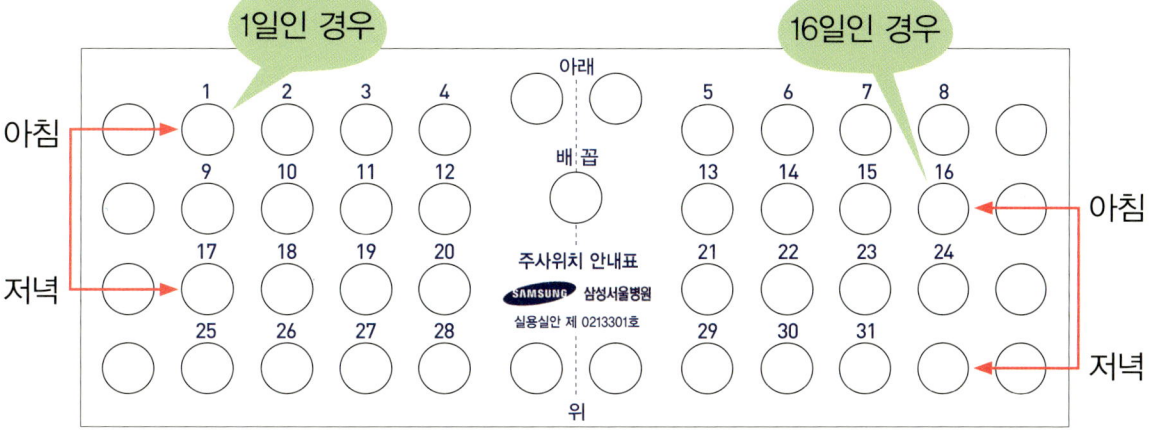

## 3 하루에 4회 주사하는 경우

- **장시간형 인슐린** : 오늘 날짜를 찾은 후 제일 윗쪽 동그라미 안에 주사합니다.
- **초속효성 인슐린** : 해당 날짜의 제일 아랫쪽 동그라미 부터 아침, 점심, 저녁에 한 줄로 주사합니다.

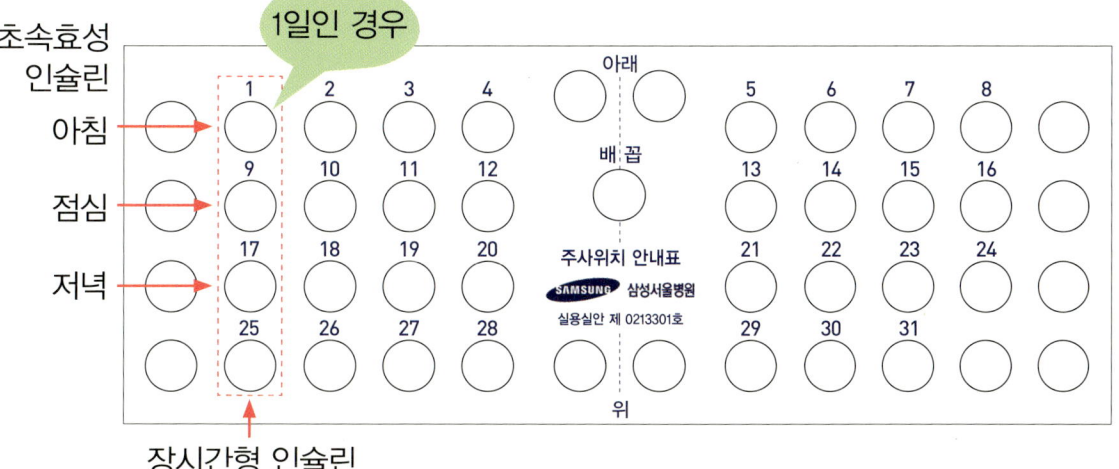

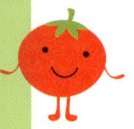

# 인슐린은 어떻게 보관 하나요?

### 1. 사용 중인 인슐린
사용 중인 인슐린은 실온 보관 시 일반적으로 28일까지 약효가 유효합니다. 인슐린 종류에 따라 약효의 유효기간은 다음과 같이 다릅니다.

| 보관 기간 | 인슐린 상품명 |
|---|---|
| 14일 | 중간형 : 휴물린 엔 |
| 28일 | 장시간형 : 란투스<br>초속효성 : 노보래피드, 애피드라, 휴마로그, 피아스프, 룸제브<br>혼합형 : 리조덱, 노보믹스 30, 노보믹스 50<br>　　　　　휴마로그믹스 25, 휴마로그믹스 50 |
| 42일 | 장시간형 : 레버미어, 투제오 |
| 56일 | 장시간형 : 트레시바 |

### 2. 사용하지 않은 인슐린
냉장 보관(2~8℃ 이상)하면 유효기간까지 사용할 수 있습니다.

- 얼거나 고온(30℃ 이상), 고열, 직사광선에 노출된 인슐린과 유효기간이 지난 인슐린은 사용하지 않습니다.
- 실내온도가 30℃ 이상으로 올라갈 경우 사용중인 인슐린은 냉장보관 해야 합니다.

## 3. 인슐린을 휴대할 때

- 덥거나(30°C 이상) 추운 경우(2°C 이하)

  : 냉감 지갑 또는 보온병에 넣어 휴대하도록 합니다.

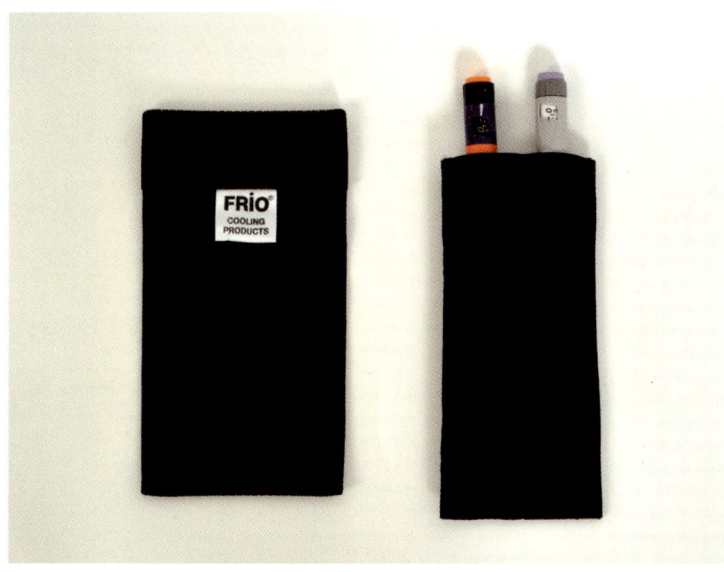

- 비행기 여행시 기내에 가지고 탑승합니다(화물칸은 영하로 떨어져 약효가 떨어질 수 있습니다).

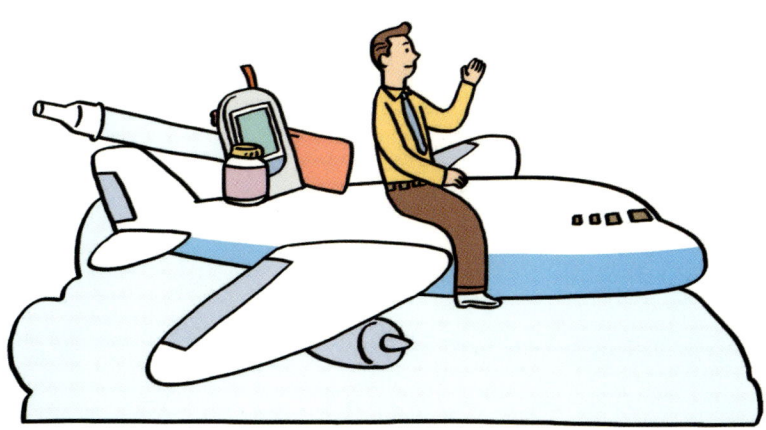

# 궁금해요

**Q** 주사부위가 딱딱해졌습니다. 어떤 문제가 발생할 수 있나요?

**A** 주사부위가 딱딱해지는 것은 주로 바늘을 재사용하고, 주사부위 순환이 제대로 되지 않을 때 피부 지방층의 위축 또는 비대가 발생한 것 입니다. 같은 용량의 인슐린을 주사하여도 딱딱한 부위에 주사하면 인슐린의 흡수율이 떨어져 혈당이 높아질 수 있습니다. 딱딱한 부위에 주사하다가 지방 비대가 없는 부위에 주사하게 될 경우에는 흡수율이 높아져 갑자기 저혈당이 발생할 수 있으므로 혈당조절이 어려울 수 있습니다.

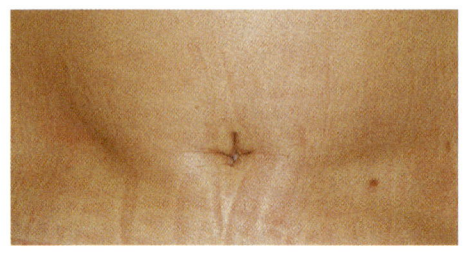
지방 위축

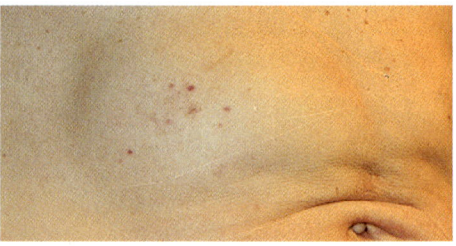
지방 비대

### 주사부위의 문제를 예방하려면?

- 정상조직이 될 때까지 주사를 피합니다.
- 주사부위를 규칙적으로 순환합니다.
- 인슐린 주사바늘은 1회만 사용하도록 합니다.
- 지방 비대가 없는 다른 주사부위를 선택할 때는 혈당측정을 통해 인슐린 용량을 줄여 주사합니다.
- 주사부위를 정기적으로 만져보아 지방 비대가 없는지 확인합니다.

# 궁금해요

**Q** 인슐린 주사부위가 멍이 들었습니다. 이런 경우 어떻게 해야 하나요?

**A** 인슐린 주사 시 바늘이 작은 혈관을 건드리는 경우 피가 나고 멍이 들 수 있습니다. 주사효과에 큰 차이는 없는 것으로 알려져 있지만, 멍이 생긴 자리는 멍 자국이 완전히 사라질 때까지는 주사를 피하도록 권장하고 있습니다. 이러한 문제가 발생하면 다음 내용을 점검하여 개선하도록 합니다.

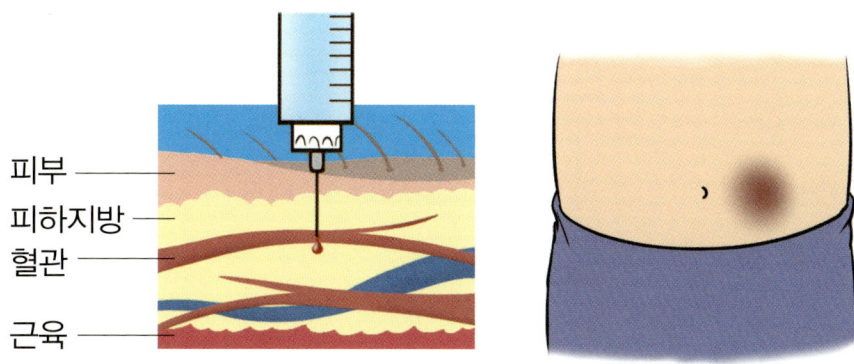

### 멍을 예방하려면?

- 주사바늘 주입 시 주사바늘의 길이만큼만 피부에 삽입하고 피부를 누르지 않도록 합니다.
- 주사바늘은 4mm 바늘을 사용하며, 너무 마른 경우에는 피부를 집어 준 상태로 주사합니다.
- 주사 후 주입버튼을 누른 상태에서 주사바늘을 빼도록 합니다.
- 주사 후 문지르지 말고 5초 동안 살짝 눌러줍니다.

## 궁금해요

**Q** 인슐린 주사 시 통증을 줄일 수 있는 방법은?

**A** 인슐린 주사 시 통증을 줄일 수 있는 방법은 다음과 같습니다.

- 인슐린을 냉장 보관한 경우에는 미리 꺼내어 놓았다가 실온 상태가 된 후 주사합니다. 차가운 인슐린은 통증을 유발할 수 있습니다.
- 주사부위를 알코올 소독한 후에는 완전히 마른 후 주사합니다. 알코올이 덜 마른 상태로 주사하면 따가울 수 있습니다.
- 주사바늘은 재 사용하지 않습니다. 재 사용하면 주사 끝이 무뎌지고, 윤활코팅이 벗겨져 통증을 유발할 수 있습니다.
- 모근(털) 주변에는 주로 신경이 많으므로 피해서 놓도록 합니다.
- 주사바늘은 짧고 가는 4mm를 사용합니다.
- 편안하게 이완된 상태에서 주사하도록 합니다.
- 인슐린을 50단위 이상 주사하면 통증이 증가되므로 가능하면 나누어 주사합니다.

# 궁금해요

**Q** 인슐린 흡수에 영향을 미치는 요인이 있나요?

**A** 인슐린 흡수에 영향을 주는 요인은 다음과 같습니다.

### 인슐린 흡수를 빠르게하는 요인

- 대퇴부 주사 후 운동할 경우
- 주사 후 사우나, 온탕과 같은 고온에 노출된 경우
- 주사부위를 마사지한 경우
- 근육 주사를 할 경우
- 인슐린 주사용량이 적은 경우

### 인슐린 흡수를 느리게 하는 요인

- 주사부위가 비후되었거나 위축된 경우
- 피내 주사가 된 경우
- 인슐린 주사용량이 많은 경우
  : 초속효성 인슐린이 용량에 영향을 더 받음(10단위 이상인 경우)
- 흡연하는 경우

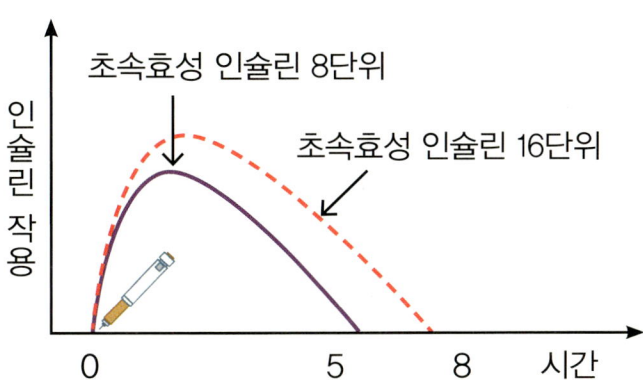

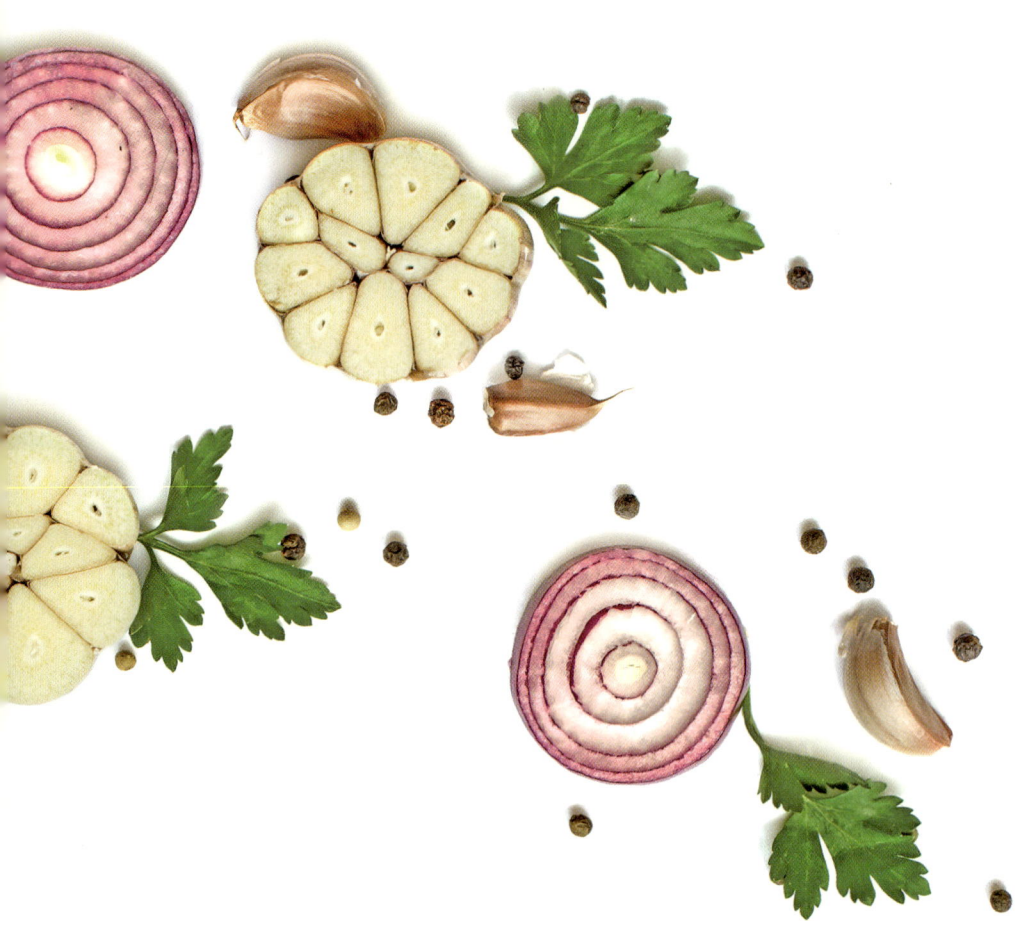

# 인슐린 용량조정을 해야 하나요?

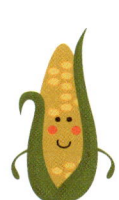

인슐린은 혈당 수치에 따라 용량을 조정해서 주사해야 효과적인 혈당관리가 가능해집니다. 인슐린 종류에 따른 용량 조정법을 자세히 살펴봅시다.

- 인슐린 용량조정법
- 장시간형 인슐린의 용량조정
- 장시간형 인슐린 주사 시 기억하세요.
- 혼합형 인슐린의 용량조정
- 혼합형 인슐린 주사 시 기억하세요.
- 초속효성 인슐린의 용량조정
- 초속효성 인슐린 주사 시 기억하세요.
- 궁금해요

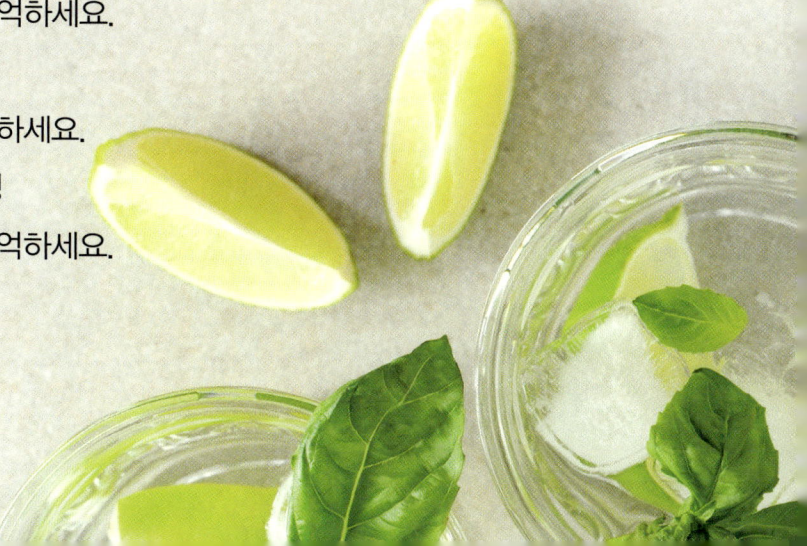

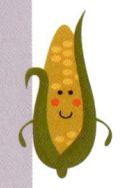
# 인슐린 용량조정법

인슐린 주사를 처음 시작하는 분은 인슐린 용량조정법에 대해 의료진으로부터 교육을 받아야 합니다. 혈당을 목표 범위 내로 유지하기 위해서는 스스로 인슐린 용량을 조절할 수 있어야 합니다. 단 1주 정도 하여도 혈당이 너무 높거나 낮아서 용량조정에 어려움이 있으면 병원에 연락하여 상담을 받도록 합니다.

혈당은 먼저 저혈당 없이 식전 혈당을 목표 범위 내로 유지하고, 식후 고혈당을 개선하여, 식전, 식후 및 잠자는 동안 혈당의 변동폭도 적게 하면서 목표 범위 내로 유지하도록 관리합니다.

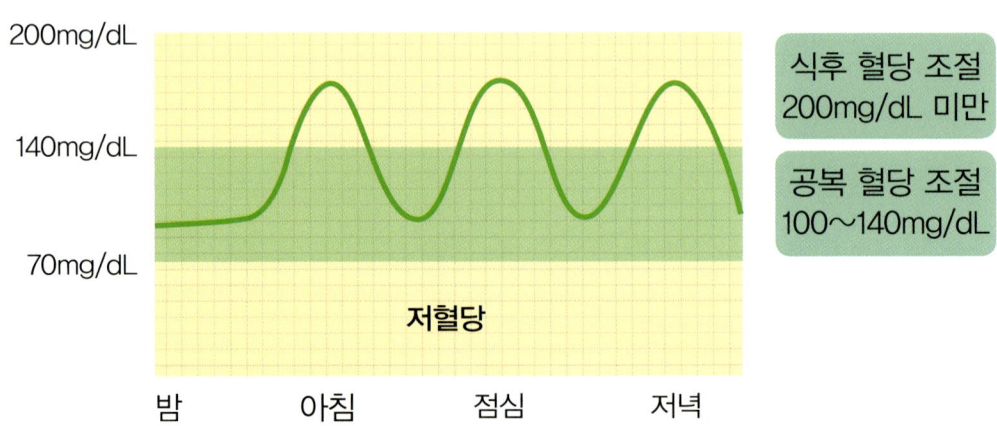

★ 정상인의 혈당의 변동 폭(식전 혈당 – 식후 혈당) = 20~60mg/dL

# 장시간형 인슐린의 용량조정

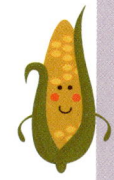

아침 공복 혈당 수치를 보고 다음과 같이 용량조정을 하여 나의 공복 혈당조절 목표를 유지하도록 합니다. 저혈당 위험이 높고, 10단위 미만인 경우에는 1단위씩 조정하여 목표 범위에 도달하도록 합니다.

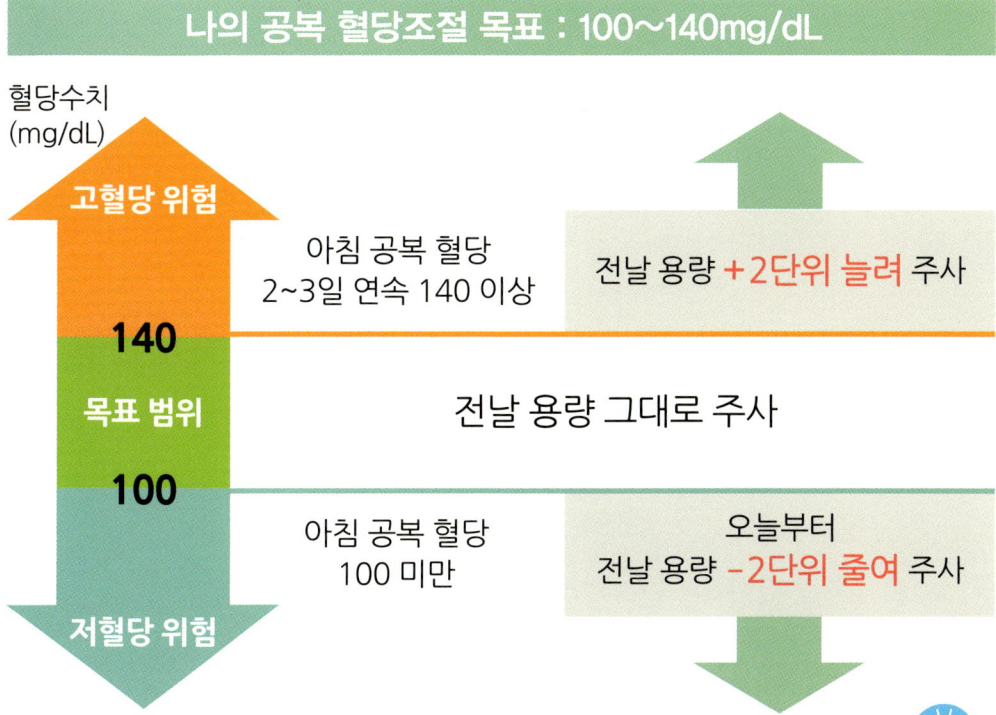

- 장시간형 인슐린 1단위는 혈당을 약 10~20mg/dL를 조정합니다.
- 아침 공복 혈당이 100mg/dL 미만이면 오늘부터 바로 전날 용량에서 1~2단위 줄입니다.
- 아침 공복 혈당이 2~3일 연속 140mg/dL 이상이면 전날 용량에서 1~2단위 늘립니다.

## 장시간형 인슐린 용량조정을 점검해 보세요!

아침에 장시간형 20단위를 주사하는 경우 다음과 같은 혈당 수치일 때 몇 단위를 주사할 것인지 적어봅시다.

**Q** 아침 공복 혈당이 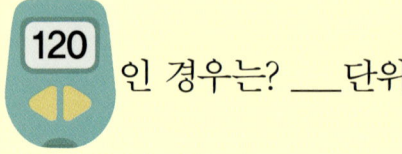 인 경우는? ___단위

**A** 100~140mg/dL 사이에 있으므로 전날 용량 그대로 20단위 주사

**Q** 아침 공복 혈당이 2~3일 연속 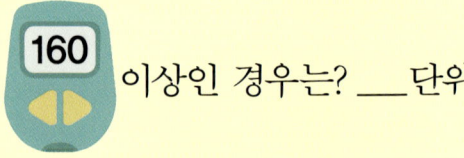 이상인 경우는? ___단위

**A** 2~3일 연속 140mg/dL 이상이므로 전날 용량에서 2단위 늘려 22단위 주사

**Q** 아침 공복 혈당이 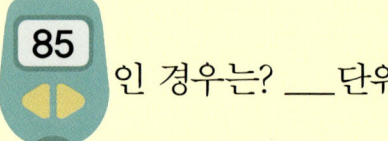 인 경우는? ___단위

**A** 100mg/dL 미만이므로 오늘부터 전날 용량에서 2단위 줄여 18단위 주사

**Q** 아침 공복 혈당이 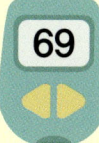 로 저혈당인 경우는? ___단위

**A** 저혈당 대처 후 16단위 주사

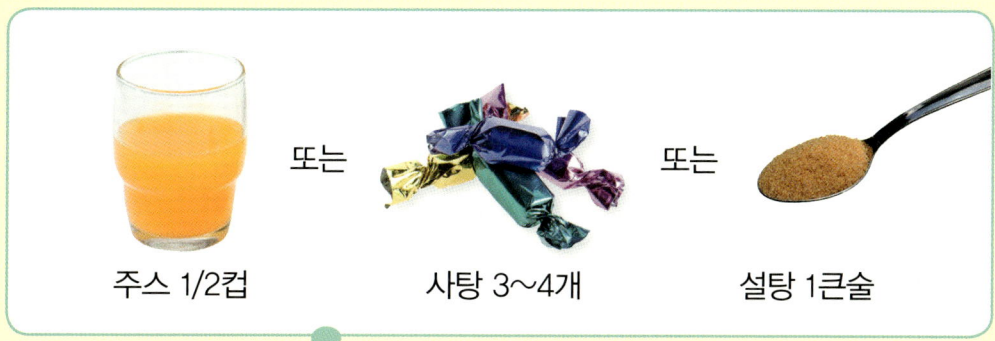

주스 1/2컵    사탕 3~4개    설탕 1큰술

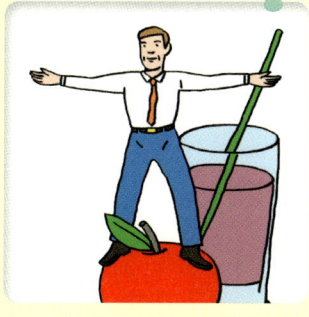
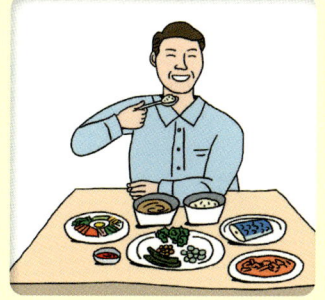
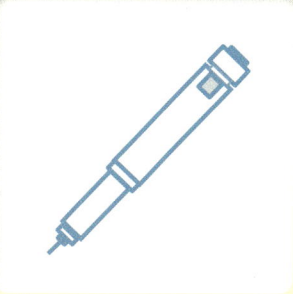

❶ 저혈당 응급식품 섭취

❷ 아침 식사

❸ 식사 직후 전날 용량에서 4단위(약 20%) 줄여 16단위 주사

### 점검해 보세요!

저혈당의 원인이 되는 특이사항이 있었는지 점검합니다.

아침 식전에 저혈당인 경우는 전날 저녁식사를 골고루, 알맞게 먹었는지 점검합니다. 특히 탄수화물, 단백질의 섭취량 부족, 음주량 과다, 늦은 시간에 장시간 운동에 의한 저혈당인 경우에는 생활습관을 개선하여 저혈당을 예방합니다.

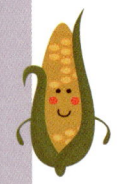

# 장시간형 인슐린 주사 시 기억하세요.

**장시간형 인슐린 주사 전 혈당 수치**

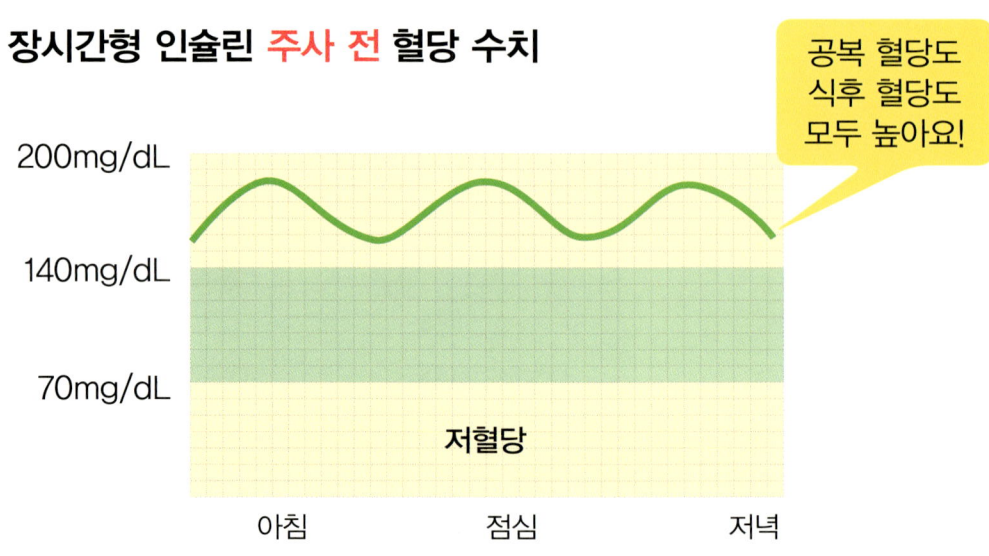

공복 혈당도 식후 혈당도 모두 높아요!

**장시간형 인슐린 주사 후 혈당 수치**

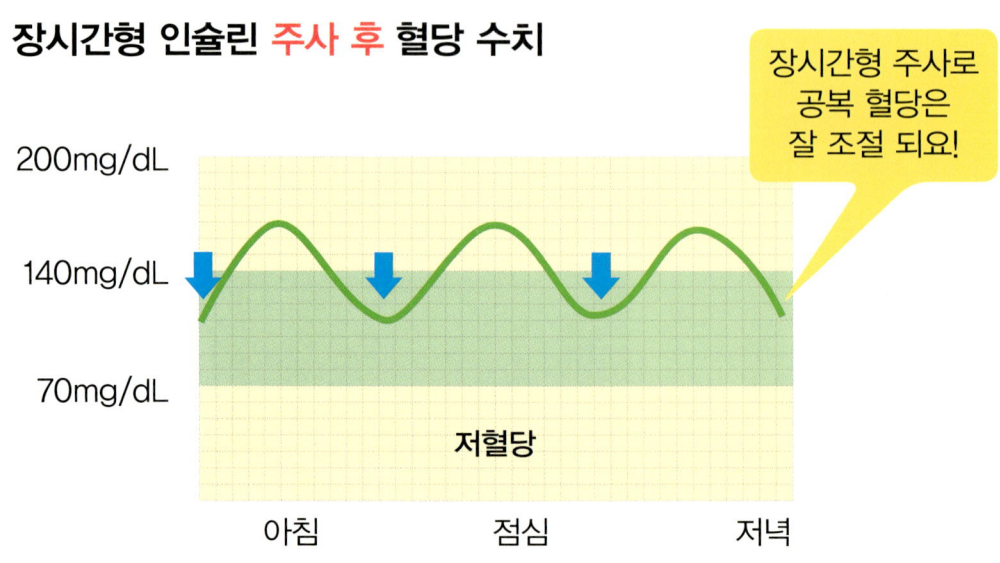

장시간형 주사로 공복 혈당은 잘 조절 되요!

- 장시간형 인슐린의 시작용량은 10단위 또는 체중 1kg 당 0.2단위로 시작합니다.
- 아침 공복혈당이 목표범위보다 높거나 낮으면 인슐린 용량을 조정합니다.
- 취침 전과 아침 공복 혈당의 변동폭은 가능한 50mg/dL 이내로 유지되도록 합니다. 혈당의 변동폭이 100mg/dL 이상인 경우는 저혈당을 주의합니다.
- 식후 혈당 조절을 위해 처방받은 경구혈당강하제를 복용합니다.
- 식후 혈당을 올리는 탄수화물을 알맞게 섭취합니다.
- 3끼 식사와 3회 간식으로 식후 고혈당을 관리합니다.
- 간식은 식후 2:30~3시간 사이에 알맞게 먹습니다.
- 식후 혈당조절을 위해 식후 30분에 운동합니다.
- 야간 저혈당을 예방하기 위하여 저녁식사에 단백질을 알맞게 섭취합니다.
- 식후 고혈당인 경우 초속효성 인슐린이 필요할 수 있습니다.
- 아침에 공복 혈당은 반드시 측정합니다.

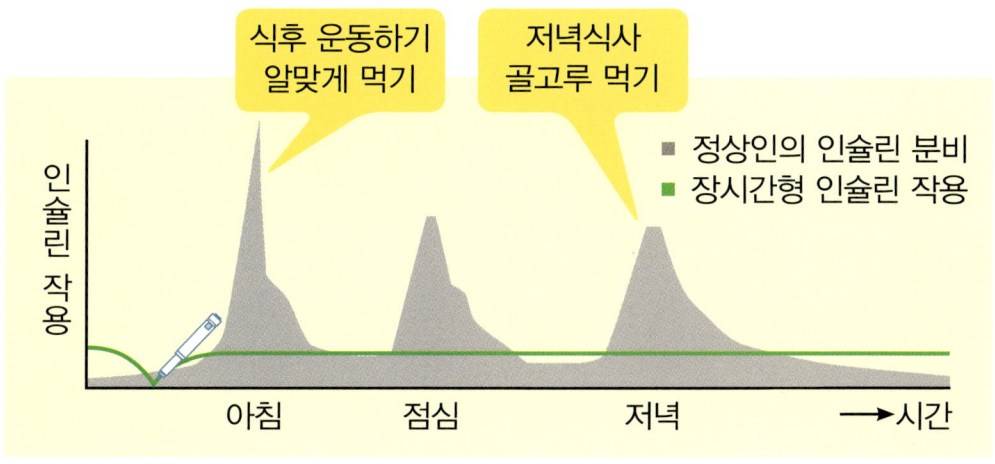

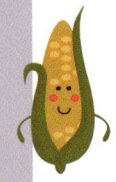

# 혼합형 인슐린의 용량조정

**아침에 혼합형 인슐린 주사하는 경우**

: 당일 저녁 식전 혈당 수치를 점검하여 인슐린 용량조정

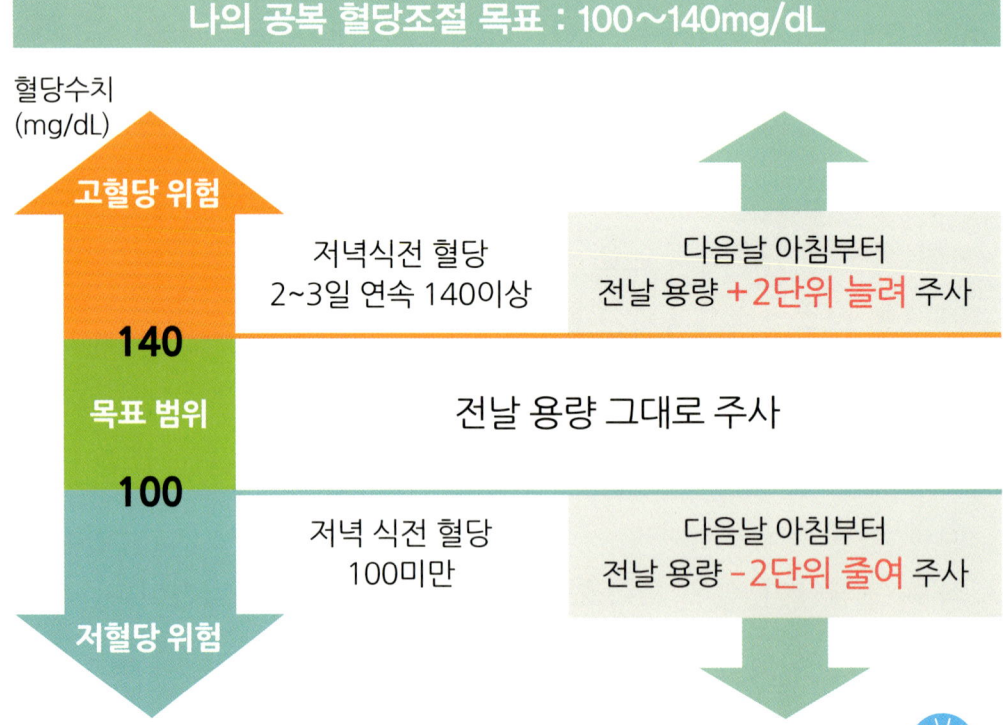

- 저녁 식전 혈당이 100mg/dL 미만이면 다음날 아침부터 전날 용량에서 1~2단위 줄입니다.
- 저녁 식전 혈당이 2~3일 연속 140mg/dL 이상이면 다음날 아침부터 전날 용량에서 1~2단위 늘립니다.
- 리조덱은 주된 식사 시 하루 1회 주사하는 경우 아침 공복 혈당을 점검하여 용량조정을 합니다. 하루 2회 주사하는 경우 아침 또는 점심의 인슐린 용량은 저녁 식전 혈당을 근거로 조정합니다.

## 아침에 혼합형 인슐린 리조덱을 주사하는 경우

: 아침 공복혈당 수치를 점검하여 다음과 같이 인슐린 용량 조정

### 나의 공복 혈당조절 목표 : 100~140mg/dL

아침 공복혈당이

2~3일 연속 목표혈당 ___ mg/dL보다 높으면

: 전날 용량+2단위(또는 10%) 늘려= ___ 단위 주사

목표 혈당 ___ mg/dL보다 낮으면

오늘부터 전날 용량 −2단위(또는 10%) 줄여= ___ 단위 주사

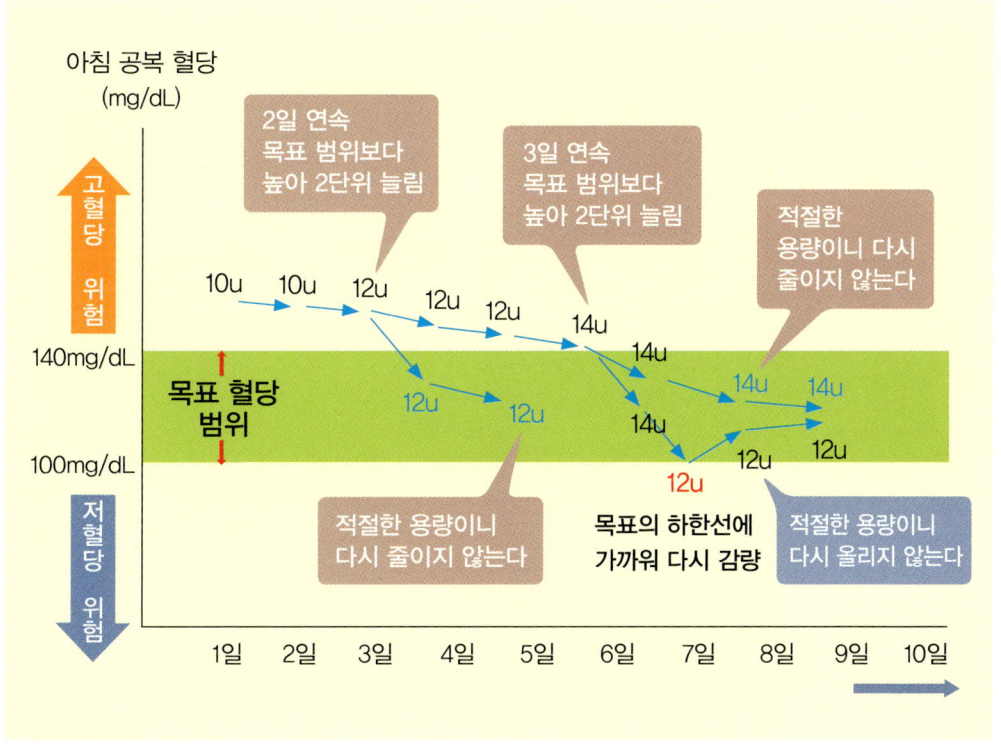

## 1 혼합형 인슐린 리조덱의 기저 인슐린 효과 점검하기

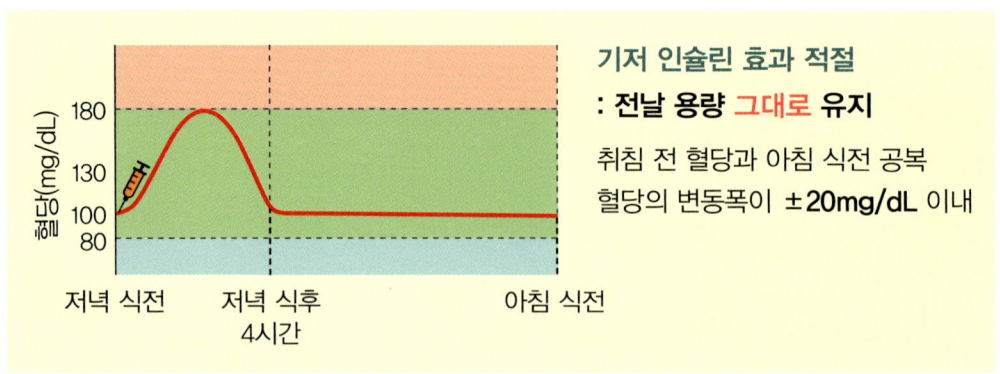

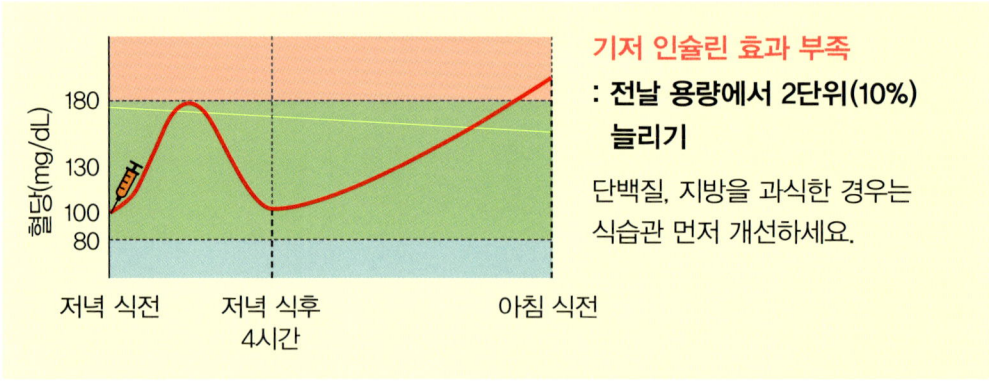

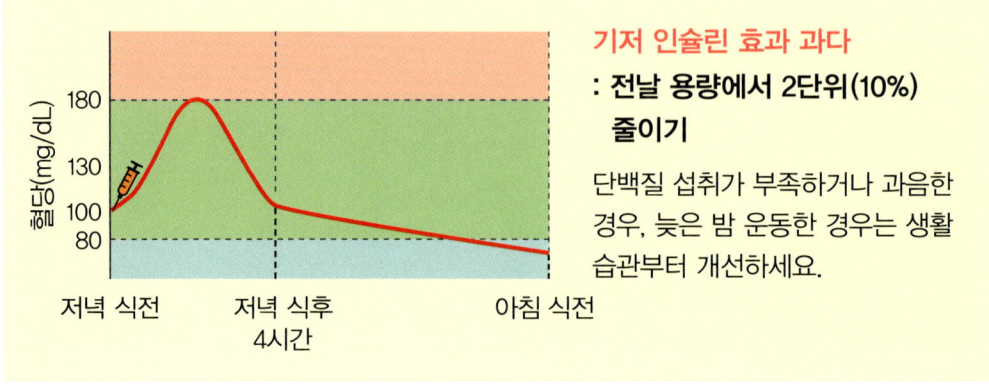

- 혼합형 인슐린의 기저 인슐린 효과는 취침 전~다음날 아침의 혈당 변화를 살펴봅니다.

## 2 혼합형 인슐린 리조덱의 초속효성 인슐린 효과 점검하기

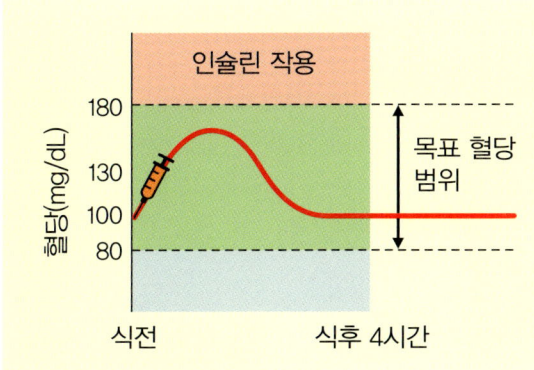

**초속효성 인슐린 효과 적절**
: 식전 혈당과 식후 4시간 혈당의 변동폭이 ±30mg/dL 이내

혼합형 인슐린 용량 그대로 유지.

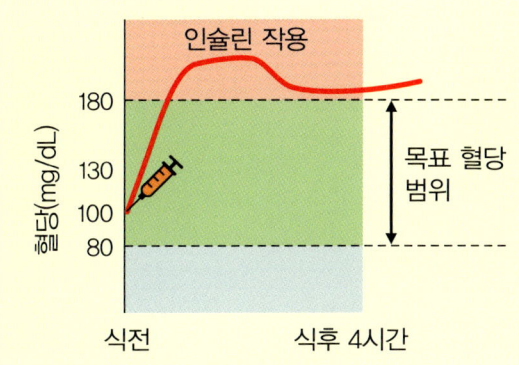

**초속효성 인슐린 효과 부족**
: 식전보다 식후 4시간 혈당상승

단백질, 지방을 과식한 경우, 간식을 식사 전에 먹은 경우에는 식습관 먼저 개선하세요.

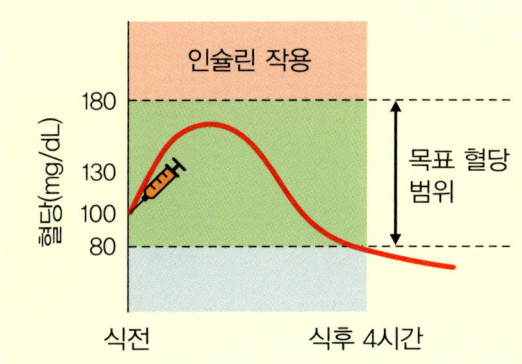

**초속효성 인슐린 효과 과다**
: 식전보다 식후 4시간 혈당감소

단백질, 지방 섭취량이 부족한 경우, 장시간 운동한 경우에는 생활습관 먼저 개선하세요.

- 초속효성 인슐린의 효과는 주사 후 4~5시간의 혈당 변화를 살펴봅니다.
- 초속효성 인슐린이 부족 또는 과다한 경우에는 기저 인슐린과 초속효성 인슐린이 분리된 형태의 인슐린 주사로 변경합니다.

## 3 혼합형 인슐린 리조덱의 주사 횟수 및 시간에 따른 효과

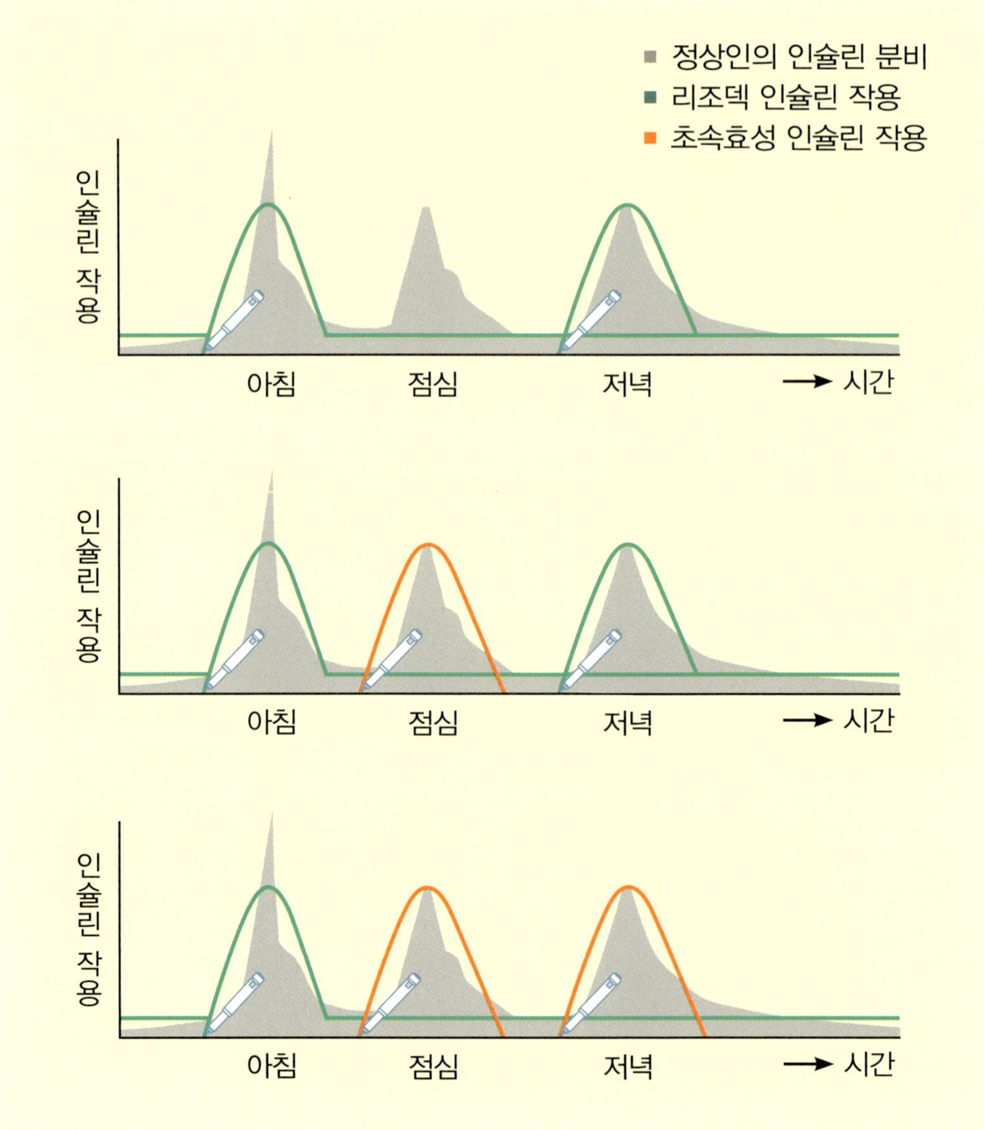

- 연속혈당측정기를 사용하여 혈당 패턴을 살펴보면 기저 인슐린과 초속효성 인슐린의 효과를 보다 효과적으로 점검하여 나에게 적합한 인슐린 종류와 용량으로 조정할 수 있습니다.

# 궁금해요

**Q** 아침에 리조덱 20단위 주사하고 있습니다. 아침 공복 혈당은 목표범위 내로 유지되는데 점심 전(아침 식후 4~5시간) 혈당이 높아요. 어떻게 관리해야 하는지요?

**A** 리조덱은 초속효성 인슐린이 30% 혼합되어 있습니다. 초속효성 인슐린 효과의 부족으로 점심 식전 혈당이 아침 식전 혈당보다 높습니다. 리조덱을 증량하면 야간에 저혈당이 발생할 수 있으므로 다음과 같이 조정합니다.

❶ 아침에 식사량이 많았다면 적절한 양을 섭취하고, 식후에 운동을 합니다.
❷ 담당 의사와 상의하여 약물을 조정하거나 리조덱 대신에 기저 인슐린과 초속효성 인슐린이 분리된 형태의 인슐린 주사로 변경합니다.

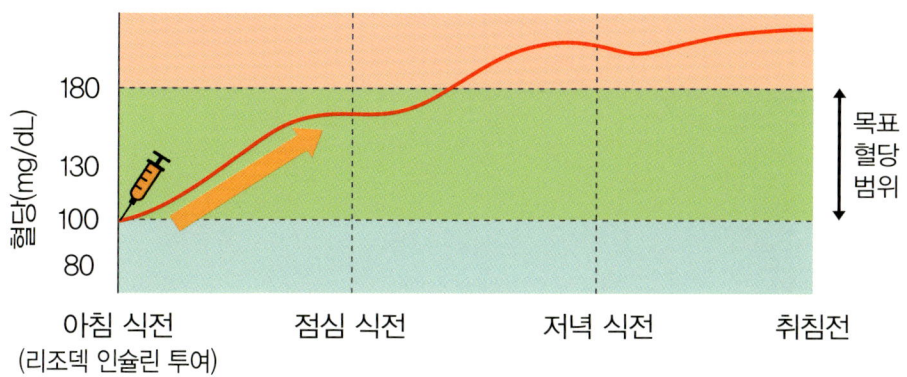

# 궁금해요

**Q** 아침에 리조덱 20단위 주사하고 있습니다. 아침 공복 혈당은 목표범위 내로 유지되는데 점심 전(아침 식후 4~5시간) 혈당이 낮아요. 어떻게 관리해야 하는지요?

**A** 리조덱은 초속효성 인슐린이 30% 혼합되어 있습니다. 초속효성 인슐린 용량의 과다로 점심 식전 혈당이 아침 식전 혈당보다 낮을 수 있습니다.

❶ 아침에 식사량이 너무 적었다면 적절한 양을 섭취하도록 합니다.
❷ **트레시바(장기간형 인슐린)가 70% 혼합된 리조덱은 ±6시간의 주사 시간 변경이 가능하므로 아침을 잘 못 드시거나 거르는 날은 점심 식전으로 옮겨 주사하는 것이 가능합니다.**
❸ 아침을 자주 거르거나 식사량이 적다면 저녁 또는 점심 식전에 주사하는 것으로 변경 합니다.

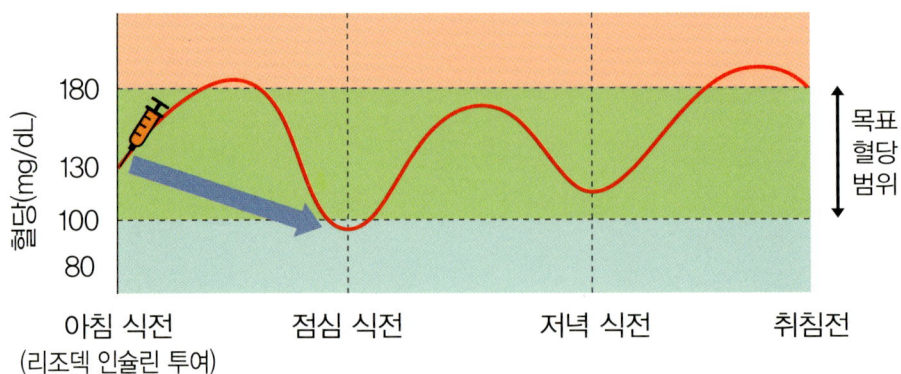

# 궁금해요

**Q** 아침에 리조덱 20단위 주사하고 있습니다. 아침 공복 혈당, 점심 공복 혈당은 목표범위 내로 유지되는데 점심, 저녁 식후 혈당이 지속적으로 높아요. 어떻게 관리해야 하는지요?

**A** 아침에 주사하는 리조덱의 용량은 적절합니다. 만약 리조덱을 증량하면 야간 혹은 점심 식전에 저혈당이 발생할 수 있으므로 다음과 같이 조정합니다.

1. 점심, 저녁 식사량이 많았다면 적절한 양을 섭취하고, 식후에 운동을 합니다.
2. **아침에 식후 혈당을 조절하는 초속효성 인슐린이 30% 혼합된 리조덱을 주사하여 아침 식후 혈당은 양호하나, 인슐린 주사 없이 식사하는 점심, 저녁 식후의 혈당이 상승하고 있어 점심 또는 저녁 식사 전에도 초속효성 인슐린의 사용이 필요합니다.**
3. 담당 의사와 상의하여 약물을 조정하거나 점심과 저녁에 초속효성 인슐린을 추가하거나 리조덱을 아침, 저녁 또는 아침, 점심 2회로 나누어 주사합니다.

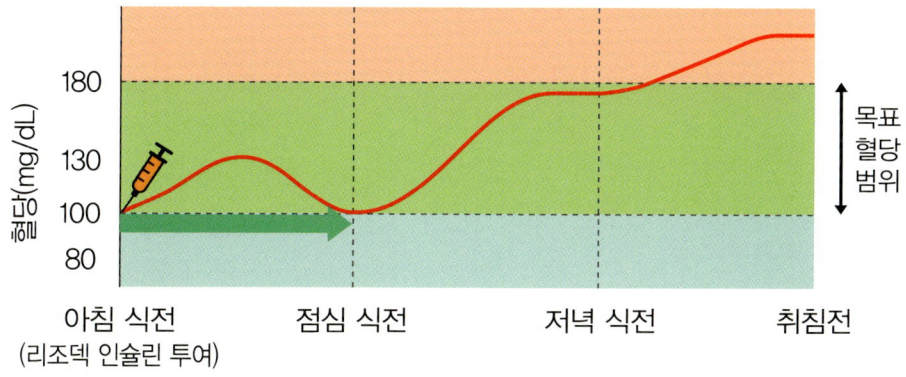

# 궁금해요

**Q** 아침에 리조덱 12단위, 저녁에 12단위 주사하고 있습니다. 아침 공복 혈당은 목표범위 내로 유지되는데 점심 전(아침 식후 4~5시간) 혈당은 너무 높고 취침 전(저녁 식후 4~5시간) 혈당은 너무 낮아요. 어떻게 관리해야 하는지요?

**A** 아침에 초속효성 인슐린 효과 부족으로 점심 전 혈당이 아침 식전 혈당 보다 높고, 저녁 초속효성 인슐린 효과 과다로 취침 전 혈당이 저녁 식전 혈당 보다 낮습니다. 아침 공복 혈당은 목표 범위 내로 유지되므로 하루 전체 리조덱 용량은 그대로 유지하고, 아침, 저녁의 인슐린 용량을 다음과 같이 조정합니다. 용량 조정은 보통 전체 용량의 10%씩 증량 또는 감량을 합니다.

❶ 아침에 리조덱 용량은 2단위 늘려 점심 전 혈당을 적절하게 유지합니다.
❷ 저녁에 리조덱 용량은 2단위 줄여 취침 전 혈당을 적절하게 유지합니다.

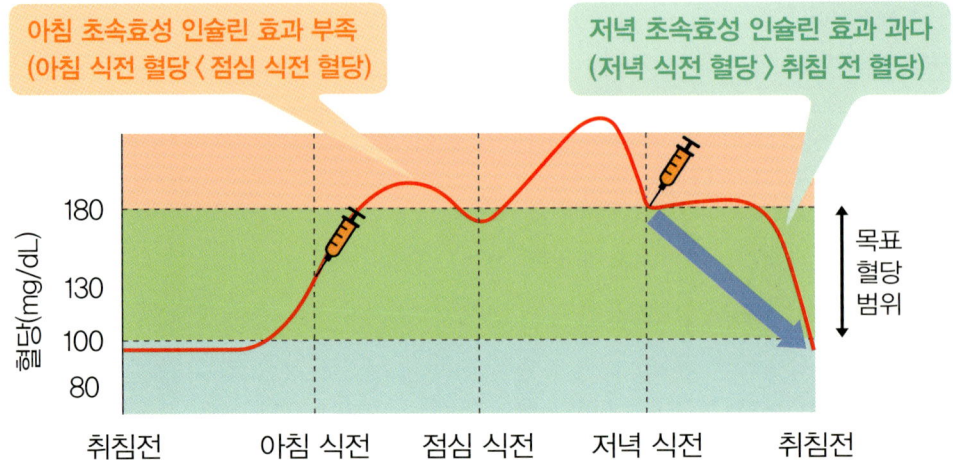

# 혼합형 인슐린 주사 시 기억하세요.

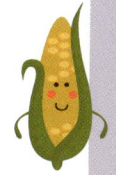

- 식후 혈당을 조절하는 초속효성 인슐린이 혼합되어 있으므로 탄수화물을 알맞게, 일정하게 섭취하였을 때 혈당 조절이 효과적입니다.
- 식사 시 탄수화물 섭취량이 많으면 식후 혈당이 높아질 수 있습니다.
- 식사 시 탄수화물을 적게 먹거나 식후에 장시간 운동할 경우 저혈당 발생 위험이 있습니다.
- 아침, 저녁에만 주사하는 경우에는 점심에 상대적으로 약효가 적으므로 알맞게 먹고, 점심 식후에 운동을 하도록 합니다.
- 저혈당이 반복되거나 혈당의 기복이 심한 경우, 식사가 불규칙한 경우는 장시간형과 초속효성 인슐린으로 변경을 고려합니다.

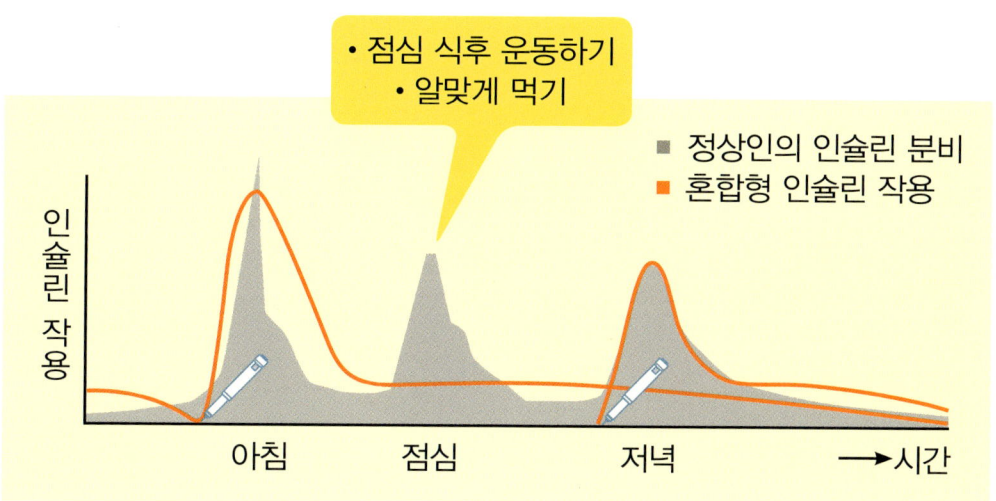

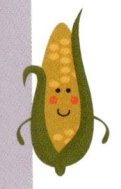

# 초속효성 인슐린의 용량조정

건강한 사람은 식후 혈당을 높이는 탄수화물 섭취량에 따라 충분한 인슐린이 분비되어 식후 혈당이 정상 범위를 유지합니다. 탄수화물은 섭취 후 30~60분에 혈당이 최고로 상승하였다가 4~6시간까지 지속됩니다. 따라서 식후 혈당이 높으면 하루 중 절반이 혈당관리가 안될 수 있습니다.

초속효성 인슐린은 식사 시 탄수화물 섭취에 의한 혈당을 조절하는 것이 목적이며 식후 2시간 혈당과 다음 식전 혈당에 영향을 미칩니다. 초속효성 인슐린 용량조정을 통해 식후 2시간 혈당은 적어도 150~200mg/dL, 다음 식전 혈당은 100~140mg/dL으로 유지될 수 있도록 합니다.

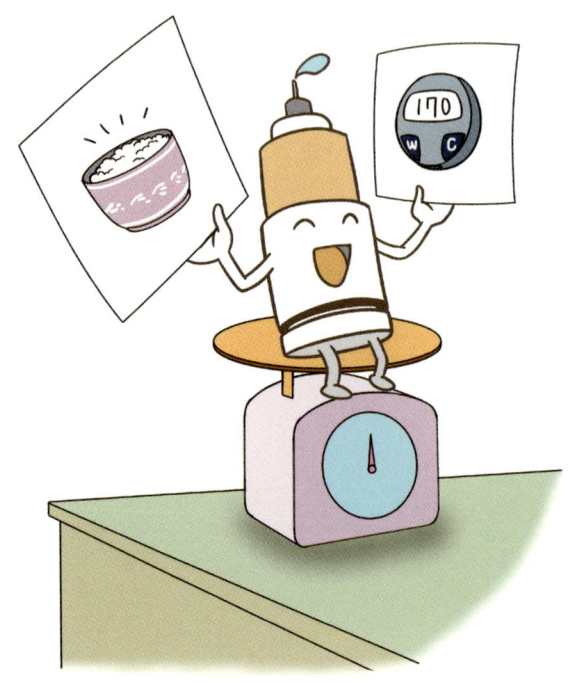

초속효성 인슐린을 주사하는 경우에는 다음을 알고, 순차적으로 점검하여 나에게 알맞은 초속효성 인슐린의 용량을 조정합니다.

1단계 : 탄수화물이 함유된 식품 알기
2단계 : 식사 시 총 탄수화물 섭취량 계산하기
3단계 : 나에게 알맞은 초속효성 인슐린 기준용량 찾기
4단계 : 식전 혈당이 목표 범위를 벗어난 경우 교정용량 알기
5단계 : 혈당의 영향요인 고려하기
6단계 : 나에게 알맞은 초속효성 인슐린 용량 주사하기

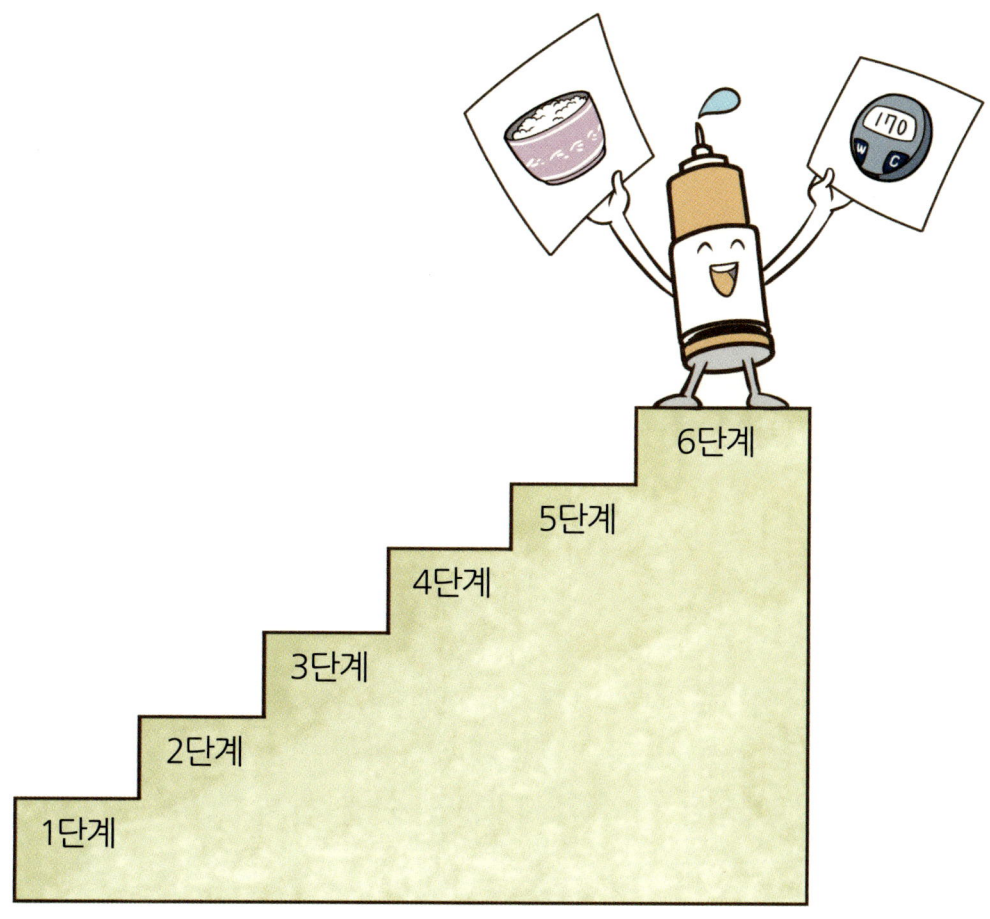

## 1단계 : 탄수화물이 함유된 식품 알기

식사에 포함된 총 탄수화물 양은 초속효성 인슐린 용량을 결정하는 지표가 됩니다. 음식에 포함된 탄수화물 양(g)을 알기 위해서는 영양교육을 통해 각 식품군에 탄수화물이 얼마나 들어있는지 교육을 받아야 합니다. 또한 식품의 포장 용기에 표시 되어 있는 영양성분표를 통해 탄수화물을 확인해야 합니다.

▸ 탄수화물이 많이 포함된 식품군은 다음과 같습니다.
- 곡류군
- 과일군
- 우유군

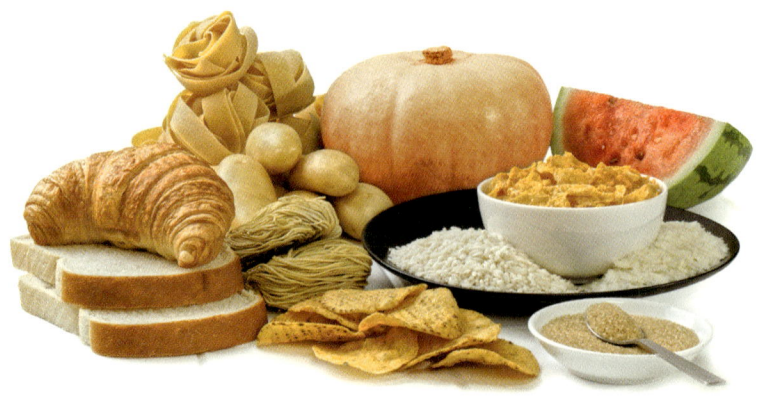

### 기억하세요

- 탄수화물 1g은 혈당을 약 **3mg/dL** 올립니다.
- 탄수화물이 혈당을 올리는 정도는 개인마다 다를 수 있습니다. 인슐린 용량, 활동량, 스트레스 등이 동일할 때도 체중 변화, 식품에 포함된 섬유소, 지방 함량, 당지수 등에 따라 변할 수 있으므로 혈당측정을 통해 확인합니다.

## 탄수화물 양을 확인하기 위한 점검표

✅ 다음 문항을 점검해 보세요.

1. 식사 때 음식에 함유된 탄수화물 양을 알고, 알맞게 먹어 식후 혈당을 조절하겠습니까?  ☐ 예  ☐ 아니오

2. 식사 시 탄수화물 양을 계산하여 초속효성 인슐린 용량을 조정하겠습니까?  ☐ 예  ☐ 아니오

3. 혈당검사를 하여 탄수화물 섭취량에 따른 초속효성 인슐린 용량이 적정한 지 점검하시겠습니까?  ☐ 예  ☐ 아니오

4. 혈당 패턴을 분석하고 생활습관 및 인슐린 용량을 조정하시겠습니까?  ☐ 예  ☐ 아니오

5. 혈당수치가 목표 범위에 도달할 때까지 의료진과 지속적으로 전화 및 상담을 하시겠습니까?  ☐ 예  ☐ 아니오

★ 모든 문항에 "예"라고 표시하였다면 탄수화물 양을 계산하는 법을 배울 마음의 준비가 충분히 된 상태입니다. 준비 되셨나요? 그러면 탄수화물이 어떤 식품에 얼마나 들어있는지 알아봅시다.

## 식품군에서 탄수화물 확인하기

- 곡류군 1교환단위 : 탄수화물 **23g** 함유

### 곡류군 1교환단위에 속하는 식품 알아보기

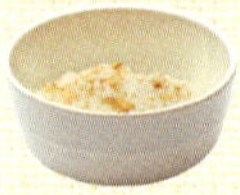

| | | | |
|---|---|---|---|
| 밥 1/3공기(70g) | 감자 1개(140g) | 식빵 1쪽(35g) | 옥수수 1/2개(70g) |
| 인절미 3개(50g) | 가래떡 썰은것 11개(50g) | 고구마 1/2개(70g) | 밤 대 3개(70g) |
| 국수 1/2공기(90g) | 스파게티면 건조(30g) | 마 (100g) | 토란 3개(140g) |
| 미숫가루 5큰술(30g) | 콘프레이크 3/4컵(30g) | 절편 2개(50g) | 묵 1/2모(200g) |

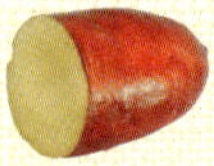

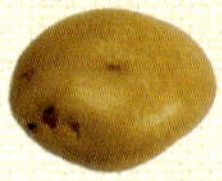

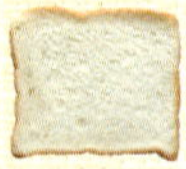

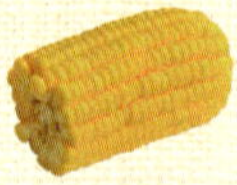

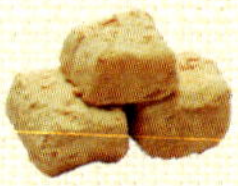

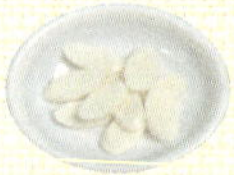

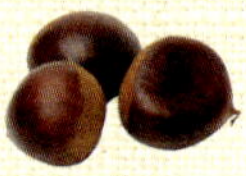

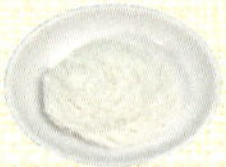

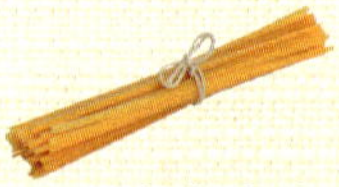

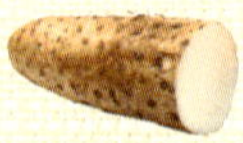

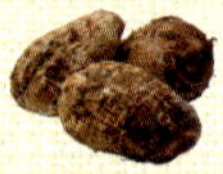

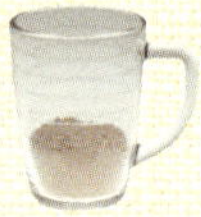

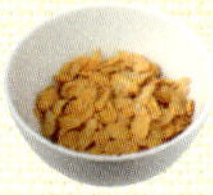

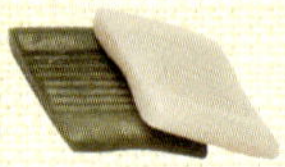

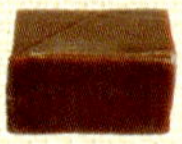

- 곡류군 1교환단위를 더 먹으면 혈당이 **약 60~70mg/dL** 상승합니다.
- 권장된 탄수화물 섭취량보다 더 먹거나 덜 먹을 경우 자신의 인슐린 대 탄수화물 비율을 알고, 탄수화물 섭취량에 따라 초속효성 인슐린 용량을 조정해야 합니다.

- 과일군 1교환단위 : 탄수화물 **12g** 함유

### 과일군 1교환단위에 속하는 식품 알아보기

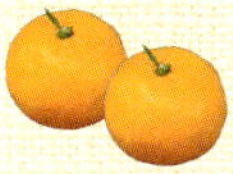

| | | | | |
|---|---|---|---|---|
| 귤<br>소 2개(120g) | 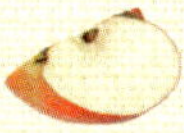 사과<br>1/3개(80g) | 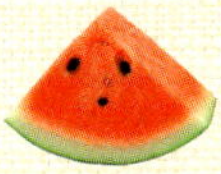 수박<br>1쪽(150g) | 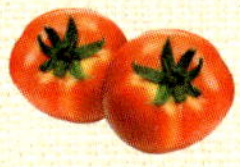 토마토<br>중 2개(350g) | 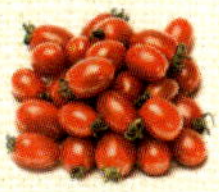 방울토마토<br>20개(350g) |
| 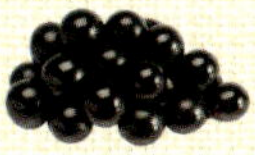 포도<br>19알(80g) | 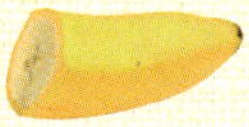 바나나<br>1/2개(50g) | 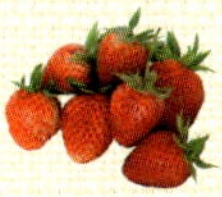 딸기<br>중 7개(150g) | 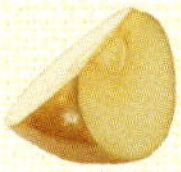 배<br>1/4개(110g) | 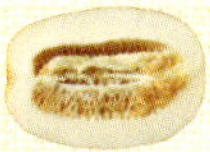 참외<br>1/2개(150g) |
| 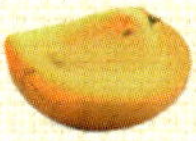 단감<br>1/3개(50g) | 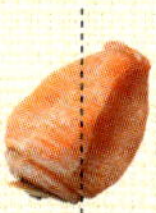 곶감<br>1/2개(15g) | 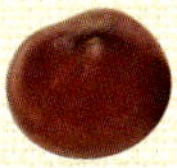 자두<br>특대 1개(150g) | 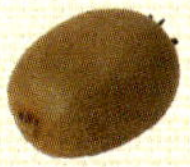 키위<br>1개(80g) | 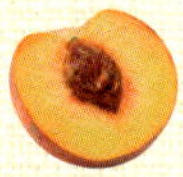 복숭아<br>1/2개(150g) |
| 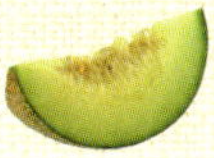 메론<br>1쪽(120g) | 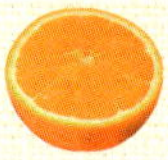 오렌지<br>1/2개(100g) | 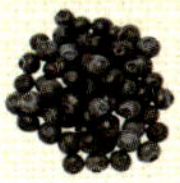 블루베리<br>(80g) | 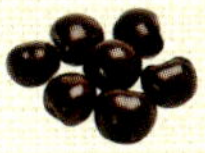 체리<br>7알(80g) | 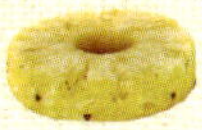 파인애플<br>1쪽(200g) |

- 과일군 1교환단위를 더 먹으면 혈당이 **약 30~40mg/dL** 상승합니다.
- 식후에 과일을 섭취할 경우에는 밥량을 줄여 총 탄수화물 섭취량을 알맞게 먹습니다.
- 밥량을 줄이지 않고, 과일을 추가로 더 먹을 경우에는 자신의 인슐린 대 탄수화물 비율을 알고, 탄수화물 섭취량에 따라 초속효성 인슐린 용량을 늘려 주사합니다.

- 우유군 1교환단위 : 탄수화물 **10g** 함유

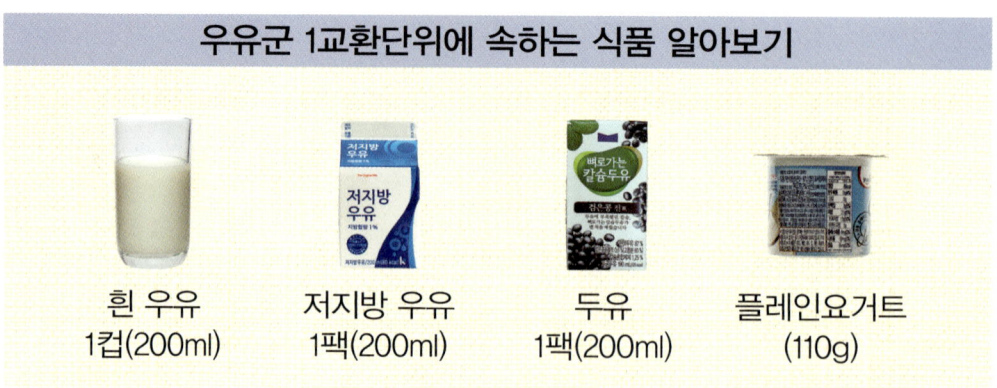

- 우유군 1교환단위를 더 먹으면 혈당이 **약 30~40mg/dL** 상승합니다.
- 식후에 우유를 섭취할 경우에는 밥량을 줄여 총 탄수화물 섭취량을 알맞게 먹습니다.
- 밥량을 줄이지 않고, 우유를 추가로 더 먹을 경우에는 자신의 인슐린 대 탄수화물 비율을 알고, 탄수화물 섭취량에 따라 초속효성 인슐린 용량을 늘려 주사합니다.

▶ 단순당 식품 또는 단순당이 포함된 식품은 다음과 같습니다.

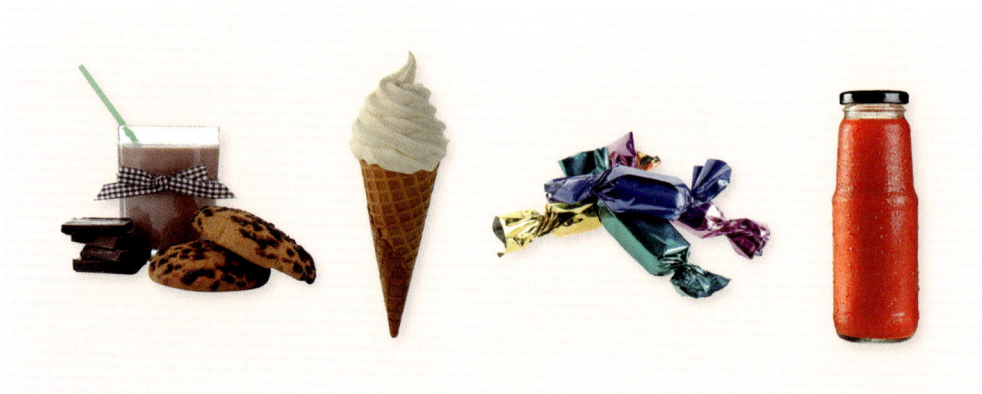

## 영양성분표에서 탄수화물 확인하기

가공식품을 먹을 경우에는 영양성분표를 읽어 보는 습관을 갖도록 합니다. 영양성분표에서 먼저 탄수화물이 얼마나 함유되었는지 확인합니다. 내가 먹을 음식에 들어있는 탄수화물의 함량만 알 수 있다면 혈당이 대략 얼마나 오를 수 있는지 예측 할 수 있게 됩니다.

- 포장단위에 탄수화물 양이 포장단위 기준인지, 1회 분량 기준인지 반드시 확인합니다.
- 총 탄수화물 양에는 당류, 섬유소가 포함되어 있습니다. 섬유소는 탄수화물의 일종이지만 혈당을 올리지 않으므로 섬유소 함량이 5g 이상인 경우에는 총 탄수화물에서 섬유소 함량만큼 줄인 양만 탄수화물 섭취량으로 계산합니다.

## 2단계 : 식사 시 총 탄수화물 섭취량 계산하기

식사 시 내가 먹을 음식에 탄수화물이 총 몇 g 들어있는지 계산하여 "감"을 잡을 수 있도록 합니다. 3대 영양소 중에 탄수화물의 섭취 비율은 50~60% 입니다. 따라서 탄수화물은 일반적으로 남자는 식사 시 60~75g, 여자는 45~70g 범주 내에서 섭취할 것을 권장합니다.(개인마다 다르므로 영양교육을 통해 결정합니다)

**나의 밥 섭취량에 따른 탄수화물 총 함량 계산해 보기**

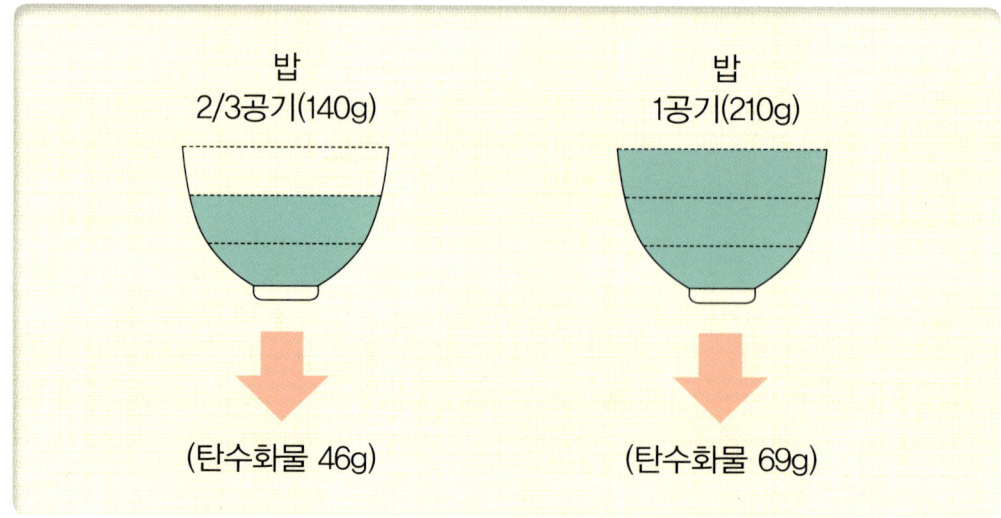

**기억하세요**

- 총 탄수화물 섭취량이 권장량 보다 많으면 식후 혈당이 올라갑니다.
- 초속효성 인슐린 용량은 총 탄수화물 섭취량에 비례하여 결정하므로 식사 시 총 탄수화물 섭취량에 대한 "감"을 잡도록 합니다.

## 궁금해요

**Q** 아침에 밥 1공기, 두부 2쪽과 샐러드를 먹으면 탄수화물을 얼마나 섭취 한 것인가요?

**A** 탄수화물은 밥에 들어있으므로 밥 1공기의 탄수화물 총 섭취량은 약 69g입니다. 두부 2쪽과 샐러드에는 탄수화물이 거의 없으므로 계산에 포함시키지 않습니다.

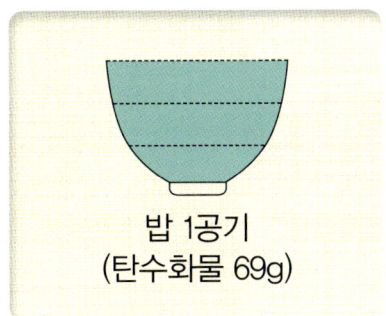

밥 1공기
(탄수화물 69g)

**Q** 아침에 식빵 2장, 우유 1컵, 방울토마토 20개, 계란 1개, 샐러드를 먹으면 탄수화물을 얼마나 섭취 한 것인가요?

**A** 탄수화물은 식빵에 46g, 우유에 10g, 방울토마토에 12g 들어있으므로 탄수화물 총 섭취량은 약 68g입니다. 계란과 샐러드는 탄수화물 계산에 포함시키지 않습니다.

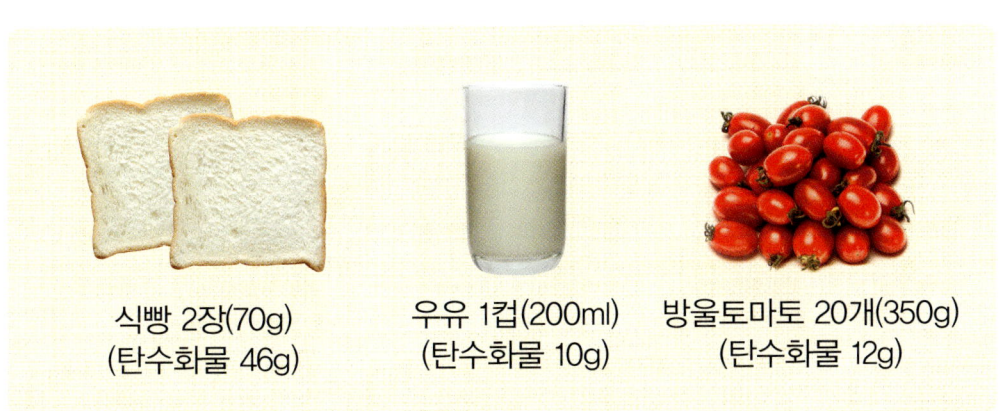

식빵 2장(70g)　　　　우유 1컵(200ml)　　　방울토마토 20개(350g)
(탄수화물 46g)　　　　(탄수화물 10g)　　　　(탄수화물 12g)

## 3단계 : 나에게 알맞은 초속효성 인슐린 기준용량 찾기

식전 혈당 측정 후 처방 받은 인슐린 용량을 식사 직전에 주사한 후 알맞은 탄수화물 양을 일정하게 섭취하였을 때 다음 식전(식후 4~5시간) 혈당이 목표 범위(식전 혈당 ±30mg/dL) 내로 유지되면 나에게 알맞은 초속효성 인슐린의 기준용량을 찾은 것입니다.

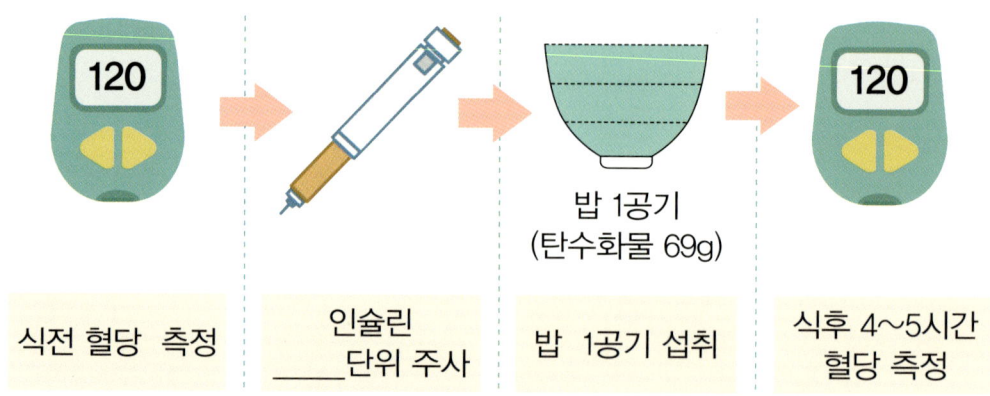

**기억하세요**

- 혈당조절 목표는 상황에 따라 바뀔 수 있으므로 의료진과 상의하여 세우도록 합니다. 저혈당 위험이 없으면 식후 혈당조절 목표는 130~180mg/dL로 합니다.
- 나의 초속효성 인슐린 기준용량을 찾을 때까지는 탄수화물 섭취량, 활동량을 일정하게 유지하고, 식전, 식후 혈당을 측정하도록 합니다.

식후 4~5시간 혈당이 목표 범위(식전 혈당 ±30mg/dL) 보다 높거나 낮으면 다음과 같이 용량을 조정하여 목표 범위 내로 유지시킬 수 있는 초속효성 인슐린 기준용량을 찾아봅니다.

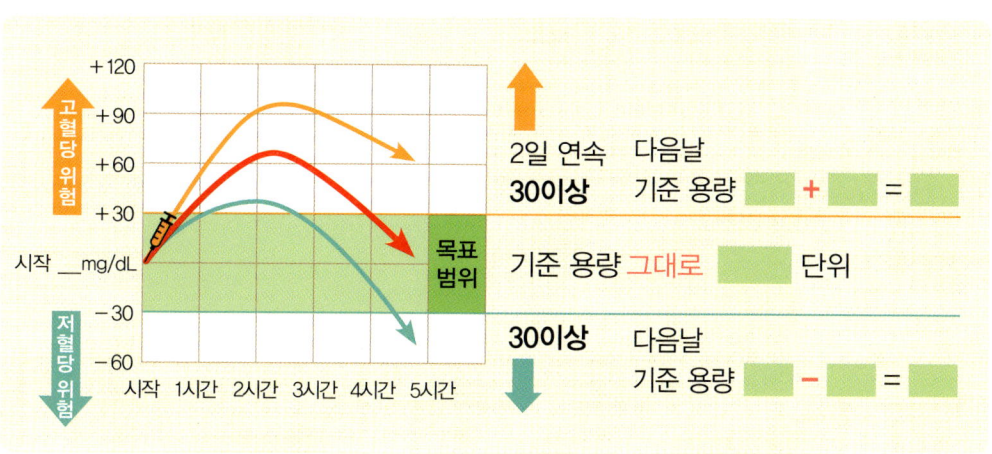

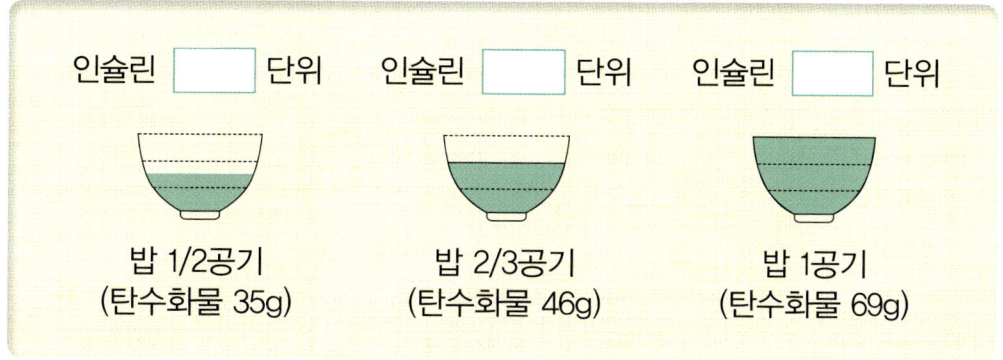

- 초속효성 인슐린의 기준용량은 아침, 점심, 저녁이 다를 수 있습니다.
- 초속효성 인슐린의 기준용량은 바뀔 수 있습니다.

**나에게 알맞은 초속효성 인슐린 용량을 적어보세요!**

나의 혈당을 목표 범위 내로 유지하는데 필요한 인슐린 기준용량을 찾았나요? 나의 식사량에 따른 아침, 점심, 저녁에 필요한 초속효성 인슐린 용량을 적어보세요.

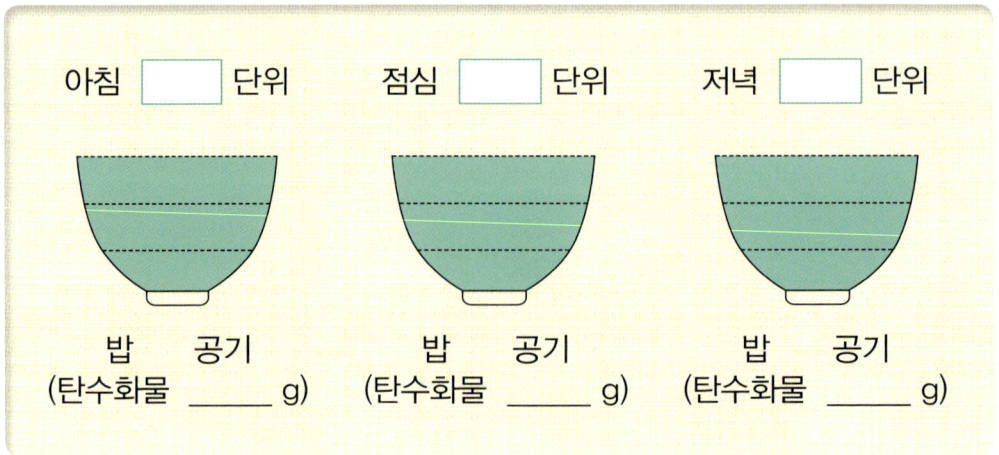

**기억하세요**

- 인슐린 길항호르몬(성장호르몬, 코티솔)의 분비로 인해 오전 10시까지는 혈당이 상승하므로 아침에 같은 양의 탄수화물을 섭취하여도 초속효성 인슐린 용량은 점심, 저녁보다는 약 10~20% 더 필요할 수 있습니다.
- 초속효성 인슐린 1단위가 탄수화물을 몇 g을 조절할 수 있는지 알도록 합니다.

## 초속효성 인슐린 1단위가 조절할 수 있는 탄수화물 양 알기

탄수화물이 우리 몸에서 이용되기 위해서는 반드시 인슐린이 필요합니다. 인슐린 1단위가 조절할 수 있는 탄수화물 양은 여러 가지 방법으로 확인할 수 있지만 개인차가 있으므로 자가혈당측정을 규칙적으로 한 후 다음 식전(식후 4~5시간) 혈당이 목표 범위(식전 혈당 ±30mg/dL) 보다 높거나 낮으면 의료진과 상담하여 인슐린 1단위가 탄수화물을 얼마나 조절하는지를 알도록 합니다.

### 1 인슐린 대 탄수화물 비율(= 탄수화물 계수)

$$\text{인슐린 대 탄수화물 비율} = \frac{\text{총 탄수화물 섭취량(   g)}}{\text{초속효성 인슐린 용량(   단위)}}$$

예 : 밥 1공기(탄수화물 69g) 섭취 시 초속효성 6단위로 다음 식전 혈당이 목표 범위(식전 혈당 ±30mg/dL) 내로 유지되는 경우 인슐린 1단위가 조절하는 탄수화물 양은?

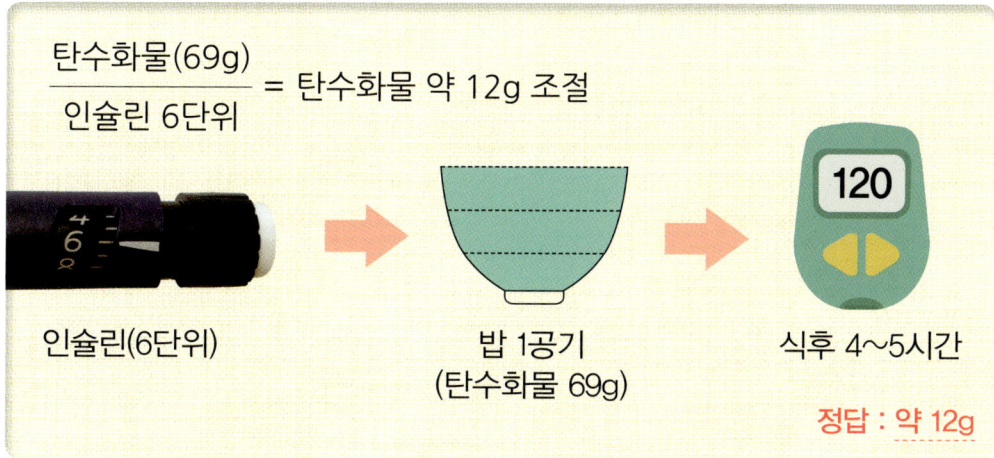

## 2 체중

다음 표와 같이 비만한 경우에는 인슐린이 덜 민감하기 때문에 같은 양의 탄수화물을 섭취하여도 초속효성 인슐린 용량은 더 많이 주사해야 혈당조절이 잘 될 수 있습니다. 보통 초속효성 초기 용량은 한끼에 탄수화물 70g을 섭취할 때 체중 1kg 당 0.1 단위의 인슐린이 필요합니다. 체중이 증가되거나 감소되면 인슐린 1단위가 조절하는 탄수화물 양은 변화될 수 있습니다.

초기에 대략적으로 인슐린 대 탄수화물 비(=탄수화물 계수)를 구하는 공식은 다음과 같습니다.

[5.7×체중(kg)] / 1일 총 인슐린 용량

체중에 따른 인슐린 : 탄수화물 비

| 체중(kg) | 인슐린 : 탄수화물(g) |
|---|---|
| 36 ~ 45 | 1 : 20 |
| 45 ~ 54 | 1 : 18 |
| 54 ~ 63 | 1 : 15 |
| 63 ~ 76.5 | 1 : 12 |
| 76.5 ~ 90 | 1 : 10 |
| 90 ~ 103 | 1 : 8 |
| 103 ~ 121 | 1 : 6 |
| 121 이상 | 1 : 5 |

## 3 상수법

인슐린 1단위가 조절할 수 있는 탄수화물 양을 다음과 같이 상수를 이용하여 추정하는 방법입니다.

- 1 : 10
  : 인슐린 저항성이 있거나 과체중 또는 비만한 경우
- 1 : 15
  : 마르거나 정상체중인 경우
- 1 : 20~30
  : 어린이 또는 인슐린 감수성 높은 성인의 경우

| 식후 4~5시간 혈당이 떨어지면 인슐린 1단위가 조절하는 탄수화물 양을 단계별로 늘립니다. | 1단위 : 15g<br>1단위 : 12g<br>1단위 : 10g<br>1단위 : 7g<br>1단위 : 5g | 식후 4~5시간 혈당이 높아지면 인슐린 1단위가 조절하는 탄수화물 양을 단계별로 줄입니다. |

### 기억하세요

- 초속효성 인슐린 1단위가 탄수화물 몇 g을 조절하는지 알았다면, 더 먹거나 적게 먹을 경우 음식에 탄수화물이 몇 g 함유되었는지 파악하여 초속효성 인슐린 용량을 늘리거나 줄여서 주사합니다.
- 음식섭취에 따른 인슐린 용량은 개인차가 있으므로 당뇨교육을 받고 인슐린 용량을 조정합니다.

## 4단계 : 식전 혈당이 목표 범위를 벗어난 경우 교정용량 알기

식전 혈당이 지속적으로 목표 범위에서 벗어나면 장시간형 인슐린 용량을 먼저 조정하도록 합니다. 식전 혈당이 목표 범위보다 높거나 낮은 경우 탄수화물 섭취량만 고려하여 초속효성 인슐린을 주사하면 식후 혈당조절이 어려울 수 있습니다. 따라서 인슐린 감수성 지수를 이용하여 초속효성 인슐린 용량을 교정하는 것이 필요합니다. 초속효성 인슐린 1단위가 혈당을 낮추는 정도는 15~60mg/dL으로 차이가 큽니다. 따라서 나는 초속효성 1단위가 혈당을 얼마나 낮추는지 알아야 합니다.

진료 시 의료진에게 문의할 수도 있고, 다음과 같은 공식을 통해 추정할 수도 있지만 혈당측정을 통해 알아가는 과정이 필요합니다.

> **인슐린 감수성 지수(=교정 계수)란?**
>
> - 초속효성 인슐린 1단위가 혈당을 낮추는 정도
>   인슐린 1단위가 혈당을 낮추는 정도는 1800 혹은 1500을 하루 총 투여하는 인슐린 용량으로 나눈 값으로 추정할 수 있습니다. 일반적으로 1800법칙을 이용하지만, 인슐린 저항성이 높은 경우(비만한 당뇨인)에는 1500법칙을 이용하는 것이 바람직합니다.

예 : 하루에 총 30단위를 주사하는 경우 초속효성 인슐린 1단위가 혈당을 얼마나 낮출 수 있는지 살펴보세요.

### 1800법칙을 이용한 경우

$$1800법칙 = \frac{1800}{하루\ 총\ 인슐린\ 용량(30)}$$

인슐린 1단위 : 혈당을 약 60mg/dL 낮춤

### 1500법칙을 이용한 경우(비만인 경우 이용)

$$1500법칙 = \frac{1500}{하루\ 총\ 인슐린\ 용량(30)}$$

인슐린 1단위 : 혈당을 약 50mg/dL 낮춤

### 기억하세요

식전 혈당이 목표 범위보다 높거나 낮으면 식사 시 탄수화물 섭취량에 따른 초속효성 인슐린 용량에 나의 인슐린 감수성 지수에 따라 계산한 용량을 더하거나 줄여 주사하도록 합니다.

* 나의 초속효성 인슐린 1단위가 혈당을 내리는 정도는? _____mg/dL

## 1 식전 혈당이 높은 경우

**Q** 밥 1공기(탄수화물 69g)를 먹을 때 초속효성 인슐린 6단위를 주사하고 있습니다. 간식을 많이 먹어 저녁식전 혈당이 197mg/dL으로 높은 경우 초속효성 인슐린은 몇 단위 주사해야 하나요?(나의 인슐린 감수성 지수 : 50mg/dL인 경우)

**A** 다음과 같이 초속효성 인슐린을 주사합니다.

예 : 밥 1공기를 먹을 경우 : 6단위 + 1단위 = 7단위

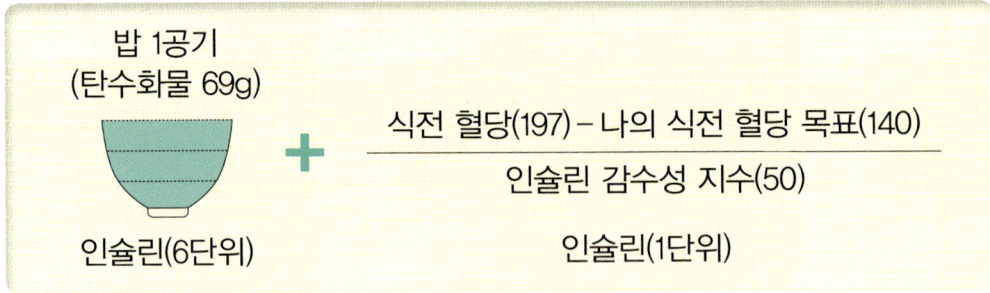

예 : 밥 2/3공기를 먹을 경우 : 4단위 + 1단위 = 5단위

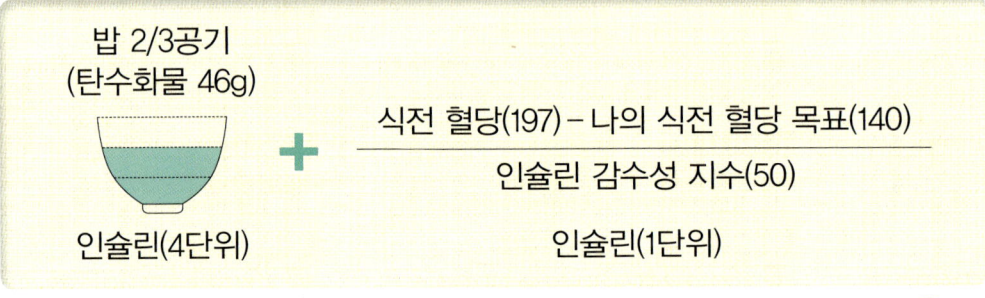

### 식전 혈당이 높은 경우 점검하세요

식전 혈당이 높은 경우에 탄수화물 섭취량에 따른 인슐린 용량만 주사하면 식후 고혈당의 우려가 있습니다. 높은 식전 혈당을 낮추는데 필요한 인슐린 용량을 더하여 주사합니다.

## 2 식전 혈당이 낮은 경우

**Q** 밥 1공기(탄수화물 69g)를 먹을 때 초속효성 인슐린 6단위를 주사하고 있습니다. 아침식전 공복혈당이 69mg/dL입니다. 초속효성 인슐린 주사를 몇 단위 주사해야 할까요?

**A** 식전 혈당이 목표범위보다 낮은 경우에는 인슐린 감수성 지수를 이용하여 탄수화물 섭취량에 따른 인슐린 용량에서 1~2단위 줄여 주사합니다. 만약 체중을 늘리고 싶다면 평소 용량대로 주사하고, 탄수화물 10~12g 함유식품(예 : 과일군 1교환단위 또는 곡류군 1/2 교환단위)을 더 먹습니다. 저혈당인 경우에는 다음과 같이 대처합니다.

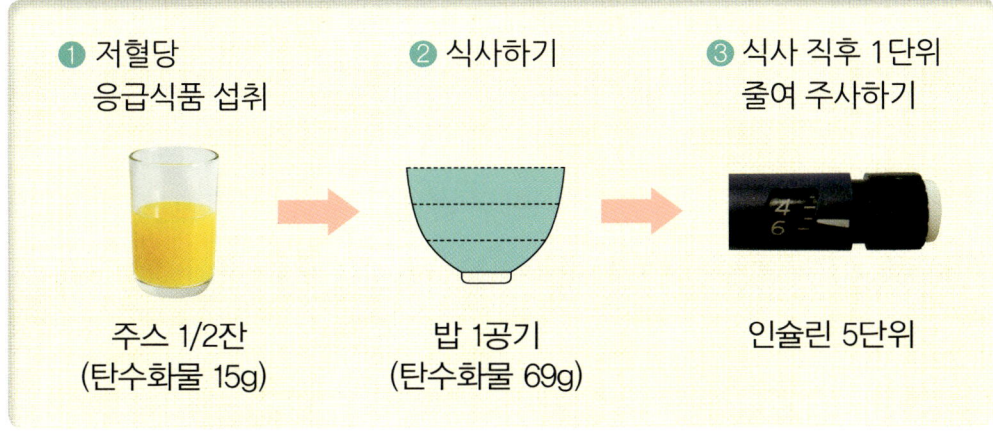

### 식전 혈당이 낮은 경우 점검하세요

식전 혈당이 낮은 경우에 평소와 동일한 인슐린 용량을 주사하면 식후 저혈당의 우려가 있습니다. 인슐린 용량을 줄여 주사하거나 과일군 1교환 단위 또는 곡류군 1/2교환단위를 더 먹습니다.

## 5단계 : 혈당의 영향요인 고려하기

### 1 운동의 영향 알기

식후에 운동을 하면 혈당이 떨어집니다. 따라서 초속효성 인슐린을 주사하고 식후에 운동을 할 때는 운동시간, 운동강도에 따라 인슐린 용량을 감량하여 주사하거나 추가로 간식을 섭취합니다.

운동시간, 운동강도에 따른 초속효성 인슐린 감량 비율

| 운동 시간 | 저강도 | 중등도 | 고강도 |
|---|---|---|---|
| 15분 | 해당 없음 | 5~10% | 0~15% |
| 30분 | 해당 없음 | 10~20% | 10~30% |
| 60분 | 10~20% | 20~40% | 30~60% |
| 120분 | 20~40% | 40~70% | 60~80% |

**Q** 저녁에 초속효성 인슐린을 6단위 주사합니다. 식후에 중등도 강도로 30분 운동할 경우 초속효성 인슐린 용량은 어떻게 조절하나요?

**A** 중등도 강도로 운동을 30분간 할 계획이라면 인슐린 용량을 줄여 주사하거나 운동 후 알맞은 간식을 먹도록 합니다.

- 인슐린을 감량하는 경우

    초속효성 인슐린(6단위) –10~20% 감량(약 1단위) = 5단위 주사

- 간식을 먹는 경우

    초속효성 인슐린(6단위)은 그대로 주사하고, 운동 후 간식(탄수화물 15~30g) 섭취하기

## 2 섭취한 영양소가 혈당에 미치는 영향 알기

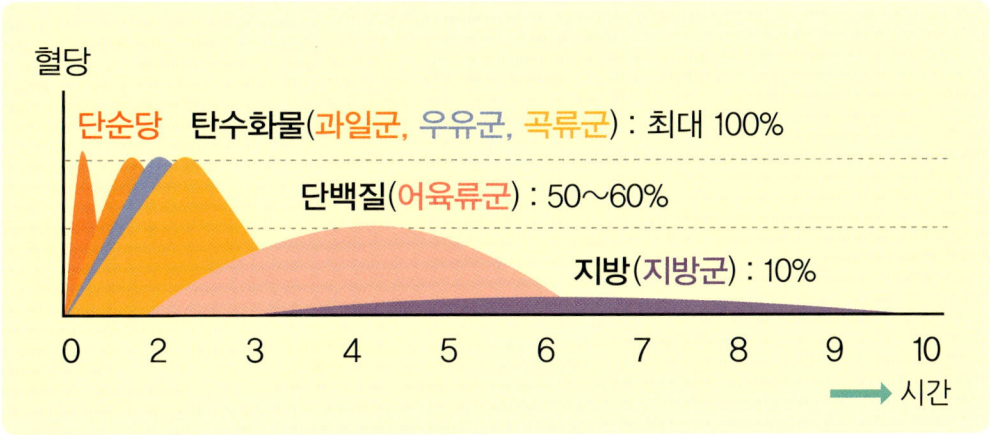

- 단순당 : 설탕, 꿀, 쨈 등과 같은 단순당은 섭취 후 10~15분 후 혈당이 급격히 상승합니다.
- 탄수화물 : 탄수화물은 섭취한 양의 최대 100%가 혈당에 영향을 줍니다. 탄수화물이 함유된 곡류군, 과일군, 우유군은 빠르게 소화, 흡수되어 식후 혈당을 올립니다.
- 단백질 : 섭취한 양의 약 50~60%정도가 혈당에 영향을 줍니다. 고기, 생선, 두부, 콩을 많이 먹었을 경우에는 서서히 소화 흡수되어 식후 혈당은 올리지 않지만 다음 식전 혈당을 올립니다. 생선회를 먹거나 고기를 먹을 때 초속효성 인슐린을 주사하고 밥을 안 먹을 경우에는 저혈당이 발생할 수 있습니다.
- 지방 : 지방은 매우 천천히 소화 흡수되며, 약 10%가 혈당에 영향을 줍니다. 과다 섭취하면 미미하지만 다음 식전 혈당을 올리고 체중이 증가할 수 있습니다.

### 3 음식의 흡수 속도 알기

동일한 탄수화물 양을 섭취하여도 혈당이 천천히 올라가면 식후 혈당 조절에 도움이 됩니다. 식사 시 혈당을 천천히 올리는 식습관을 실천합니다.

**혈당을 천천히 올리는 법**

- 섬유소가 많은 채소류, 해조류, 버섯류를 넉넉히 섭취합니다.
- 식사 시 채소 먼저 섭취 후 밥을 먹습니다.
- 천천히 20분 이상 꼭꼭 씹어 먹습니다.
- 소화흡수가 빠른 단순당은 피합니다.
  예 : 믹스커피, 아이스크림, 사탕, 꿀, 잼, 약과, 꿀떡, 케이크, 달콤한 과자류, 단순당이 들어있는 차류(예 : 유자차, 모과차, 대추차, 오미자차 등)
- 도정이 덜된 형태로 섭취합니다.
  예 : 쌀밥 -> 현미밥, 흰빵 -> 호밀빵
- 염도가 높을수록 흡수가 빠르므로 싱겁게 먹습니다.
- 산도가 높은 식초, 레몬즙, 라임즙 을 조리 시 이용합니다.
- 조리 시 권장된 양의 기름을 사용합니다.
- 액체나 가루형태의 탄수화물은 흡수가 빠르므로 주스보다는 생과일, 생채소로 섭취합니다.
- 혈당이 낮으면 흡수가 빠르므로 식사간격은 6시간 이내로 합니다.

## 6단계 : 나에게 알맞은 초속효성 인슐린 용량 주사하기

초속효성 인슐린 1단위가 탄수화물을 몇 g 조절하는지 알고 다음 식전(식후 4~5시간) 혈당이 목표 범위(식전 혈당 ±30mg/dL) 내로 유지가 잘 되어 혈당조절의 "감"을 잡았다면 여러 상황에 맞게 초속효성 인슐린 용량을 탄력적으로 조절 하여 맞을 수 있습니다.

**Q** 평소 밥 1공기(탄수화물 69g)를 먹고, 초속효성 인슐린 6단위를 주사하여 다음 식전(식후 4~5시간) 혈당이 목표 범위(식전 혈당 ±30mg/dL) 내로 유지되는 경우, 더먹거나 덜 먹고 싶을 때 인슐린 용량을 어떻게 조절해야 하나요?

**A** 나의 초속효성 인슐린 1단위가 조절할 수 있는 탄수화물 양을 파악하고, 더 먹고 싶거나 적게 먹고 싶을 경우 초속효성 인슐린 용량을 상황에 맞게 조절하여 주사합니다.

- 나의 초속효성 인슐린 1단위는? 탄수화물 약 12g 조절

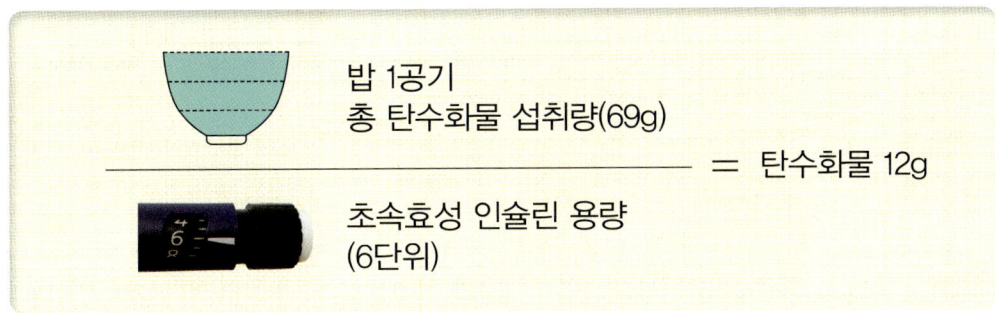

- 초속효성 인슐린 용량은 탄수화물 섭취량에 따라 용량을 조정합니다.

다음의 예시를 통해 살펴봅시다.

## 1 탄수화물을 더 먹고 싶어요!

탄수화물 계수를 이용하여 늘려서 주사하세요.

예 : 밥 1공기와 사과 1/3쪽을 먹을 경우

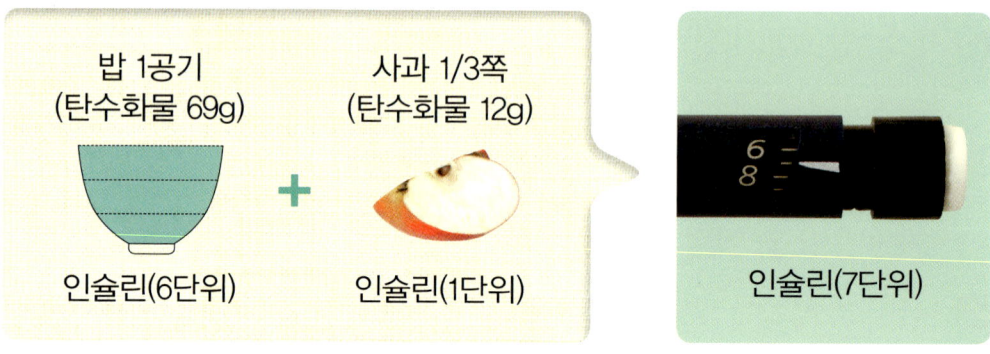

예 : 밥 1공기와 감자 1개를 먹을 경우

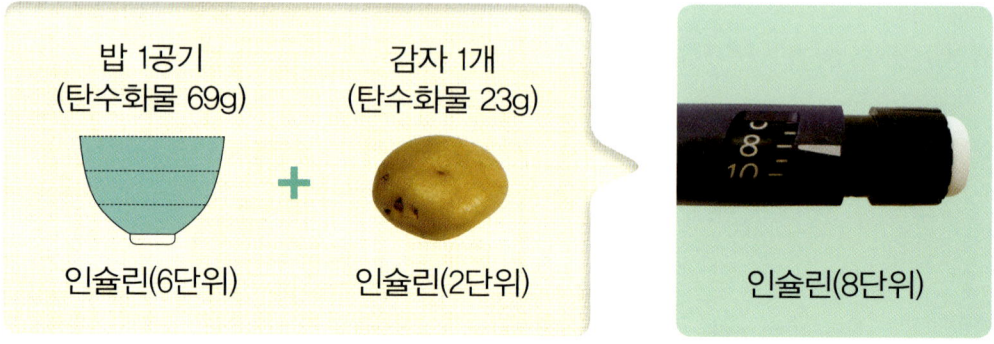

- 탄수화물을 더 먹으면서 인슐린을 계속 늘려 맞다 보면 체중이 증가되어 혈당조절을 어렵게 만들 수 있습니다. 꼭 필요할 때만 추가 주사 하도록 합니다.

## 2 탄수화물을 적게 먹고 싶어요!

탄수화물 계수를 이용하여 줄여서 주사하세요.

예 : 밥 2/3공기를 먹을 경우

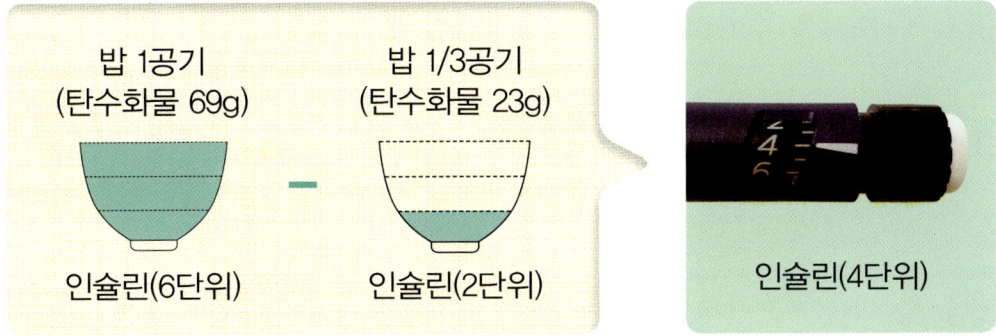

예 : 밥 2/3공기와 사과 1/3쪽을 먹을 경우

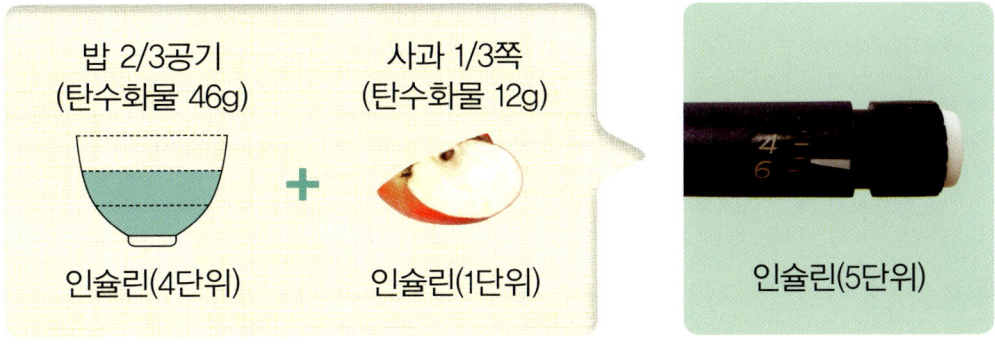

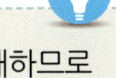

- 탄수화물을 너무 줄여먹게 되면 영향 불균형 및 기력저하를 초래하므로 적당량 드시는 것이 바람직합니다.

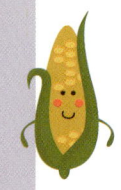

# 초속효성 인슐린 주사 시 기억하세요.

식사요법, 운동요법, 약물요법을 잘 해도 식후 혈당이 높은 경우 초속효성 인슐린을 추가하여 식후 혈당을 목표 범위 내로 조절합니다.

초속효성 인슐린 **주사 전** 혈당 수치

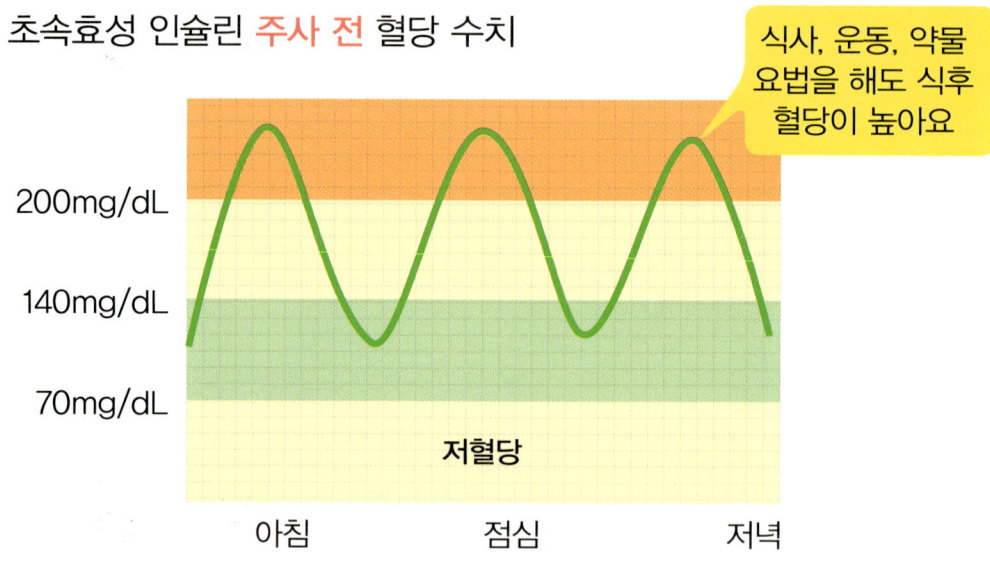

초속효성 인슐린 **주사 후** 혈당 수치

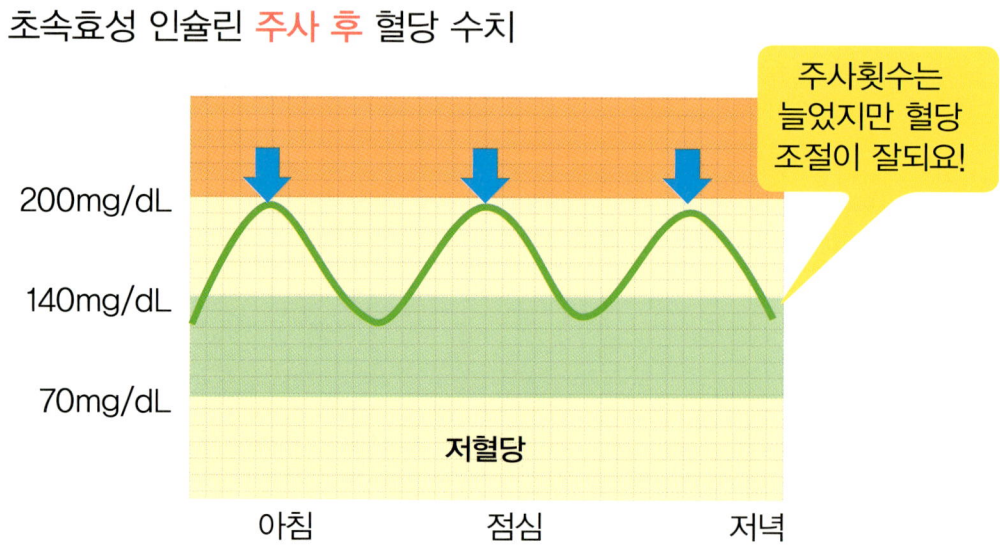

- 초속효성의 시작용량은 4단위 또는 체중 1kg 당 0.1단위로 시작하여 식후 4~5시간 혈당이 목표 범위(식전 혈당 ±30mg/dL) 내로 유지될 수 있도록 조절합니다.
- 다회주사(장시간형 인슐린 + 초속효성 인슐린 3회)를 할 경우에는 일반적으로 장시간형 인슐린은 하루 총 인슐린의 30~50%, 초속효성 인슐린은 50~70%가 필요합니다. 그러나 초속효성 인슐린 용량은 탄수화물 섭취량에 비례합니다.

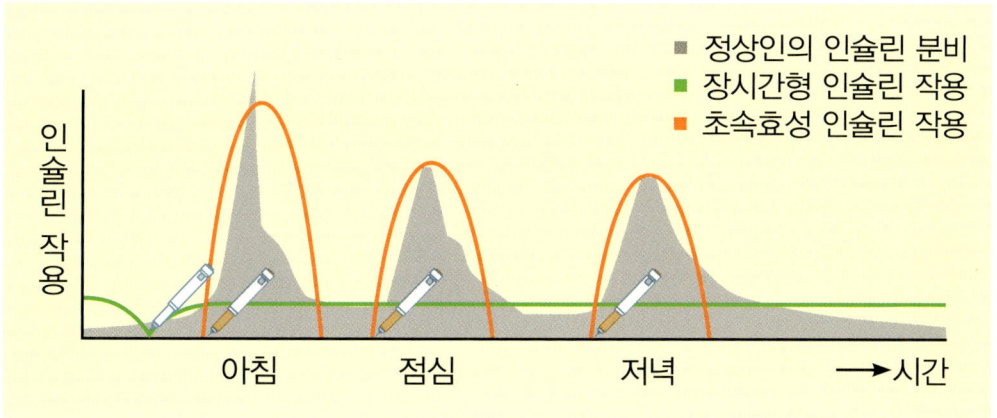

- 초속효성 인슐린을 처음 주사하는 경우에는 나의 초속효성 용량을 파악할 때까지 탄수화물 섭취량을 권장량만큼만 일정하게 섭취합니다.

인슐린 1단위가 탄수화물을 얼마나 조절할 수 있는지 알도록 합니다.

인슐린 1단위 : 탄수화물 약 (　　　)g 조절

인슐린 1단위가 혈당을 얼마나 조절하는지 알도록 합니다.

인슐린 1단위 : 혈당 약 (　　　)mg/dL 조절

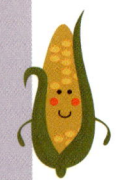

- 초속효성 인슐린 용량은 다음과 같이 결정합니다.

  = 기준 용량(탄수화물 계수 이용) ± 교정 용량(교정 계수 이용)

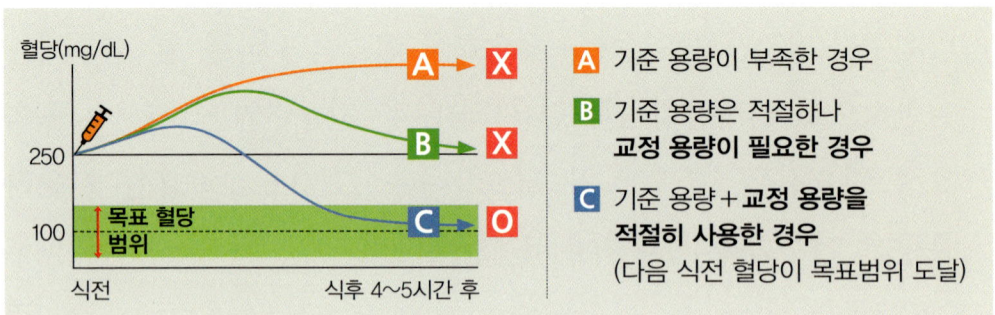

| 기준 용량 | 교정 용량 | 총 용량 |
|---|---|---|
| **탄수화물 섭취량에 비례**<br>탄수화물 계수 [    ] 이용 | **식전 혈당이**<br>높거나 낮은 경우<br>교정 계수 [    ] 이용 | 기준 용량<br>**+**<br>교정 용량 |
| 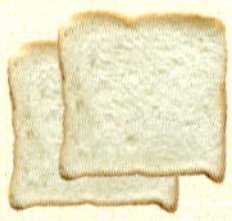 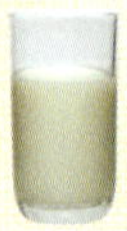 식빵 2쪽 23g×2=46g + 우유 1잔 10g×1=10g<br><br>탄수화물 총량(56g) / 탄수화물 계수(  ) = 기준 단위 ___단위 | (   )mg/dL 미만<br>**−**1단위 감량 | 총 [   ] 단위 |
| | (   )−(   )mg/dL<br>**+**1단위 추가 | 총 [   ] 단위 |
| 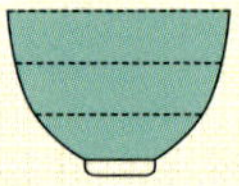 밥 1공기 23g×3=69g<br><br>탄수화물 총량(69g) / 탄수화물 계수(  ) = 기준 단위 ___단위 | (   )−(   )mg/dL<br>**+**2단위 추가 | 총 [   ] 단위 |
| | (   )−(   )mg/dL<br>**+**3단위 추가 | 총 [   ] 단위 |

## 궁금해요

**Q** 줄토피는 무엇인지요?

**A** 줄토피는 기저 인슐린인 트레시바(성분명 인슐린 데글루덱)와 글루카곤 유사 펩티드-1(GLP-1)수용체인 빅토자(성분명: 리라글루타이드)의 고정 비율 복합제로 공복 혈당 뿐만아니라 식후 혈당까지 조절되는 주사제 입니다. 또한 식욕을 억제하여 체중 조절에도 도움이 됩니다. 치료 초기에는 메스꺼움, 설사, 변비, 소화불량이 발행 할 수 있지만 며칠 또는 몇 주 내에 감소합니다.

기저 인슐린 또는 글루카곤 유사 펩티드-1(GLP-1)를 사용한 적이 없는 경우에는 10단위(트레시바 10단위+리라글루타이드 0.36mg)로 시작하고, 현재 기저 인슐린 또는 또는 글루카곤 유사 펩티드-1(GLP-1)수용체를 사용 중인 경우 에는 16단위(트레시바 16단위+리라글루 타이드 0.58mg)로 시작합니다.

줄토피 펜에는 300단위가 내장되어 있으며, 최대 50단위(트레시바 50단위+리라글루타이드 1.8mg)까지 주사할 수 있습니다. 주사 시간은 식사와 상관없이 1일 1회 가장 편한 시간에 합니다. 같은 시간에 투여하는 것이 좋지만 투여하는 것을 잊어버린 경우에는 즉시 투여하고, 투여 간격은 최소 8시간 간격은 보장되어야 합니다. 사용하지 않은 줄토피는 냉장보관(2℃~8℃) 하면 유효기간까지 사용할 수 있으며, 사용 중인 줄토피는 실온 보관 시 21일까지 약효가 유효 합니다.

 **궁금해요**

**Q** 평소 초속효성 6단위를 주사한 후 혈당 조절이 잘되고 있었는데 최근 스테로이드 약을 복용한 후 식사요법과 운동요법을 잘하는데도 혈당이 계속 올라갑니다. 어떻게 해야 할까요?

**A** 다음과 같은 상황에서는 같은 양의 탄수화물을 섭취하여도 식후혈당이 조절되지 않을 수 있습니다.

- 체중변화 • 질병 • 스트레스
- 혈당을 올려주는 약물복용
  예 : 스테로이드, 일부 항암제, 면역 억제제, 결핵약

식후 혈당이 혈당조절 목표 범위 보다 계속 높으면 식후 혈당을 150~200mg/dL으로 유지할 수 있도록 지속적으로 초속효성 인슐린 용량을 조정하여 식후 혈당을 목표 범위 내로 유지할 수 있도록 합니다.

**Q** 초속효성 인슐린 주사를 하는데 과식하여 식후 혈당이 400mg/dL로 높습니다. 추가로 주사를 해도 되는지요?

**A** 식후 혈당이 높은 경우에는 추가로 주사할 수 있습니다. 추가 주사는 평소 인슐린 1단위가 혈당을 얼마나 낮추는지를 파악해 두면 유용하게 활용할 수 있습니다. 예를 들면 평소에 초속효성 인슐린 1단위가 혈당을 약 30mg/dL 낮추는 경우 다음과 같이 조정할 수 있습니다.

**궁금해요**

- 식후 2시간에 추가로 주사할 경우 식전에 주사한 초속효성의 인슐린의 약효가 약 40% 정도 남아있습니다. 따라서 식전에 맞았던 약효가 중첩되어 저혈당이 오지 않도록 필요한 인슐린 용량으로 계산된 값의 50%만 투여하는 것이 안전합니다.

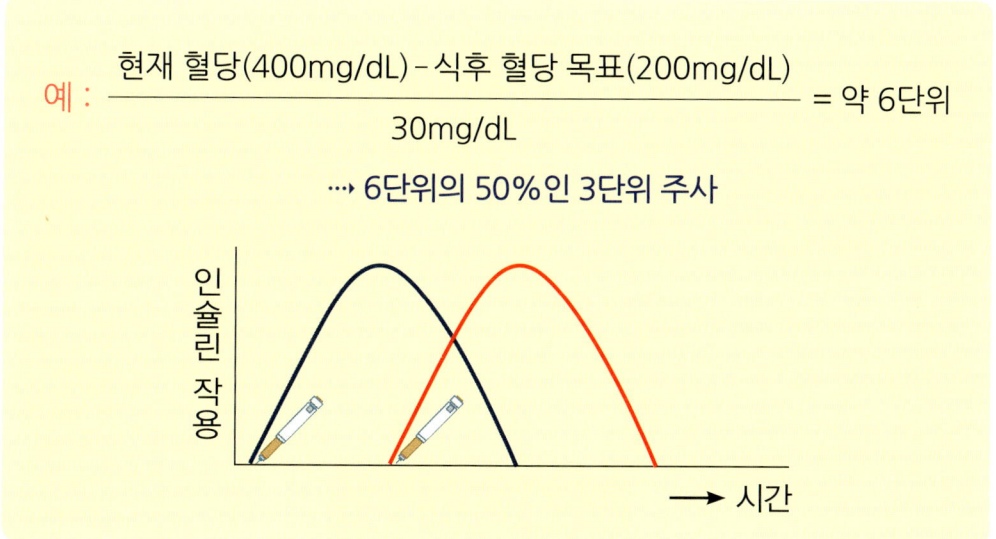

- 만약 인슐린 주사 후 1시간에 추가주사를 할 경우에는 계산된 인슐린의 25%만 주사하고, 3시간에는 75%만, 4시간 후에는 100% 주사 가능합니다.
- 추가주사를 한경우에는 2시간 후에 반드시 혈당측정을 해 봅니다. 예상보다 낮은 경우에는 간식을 추가로 섭취하여 저혈당을 예방합니다.

# 궁금해요

**Q** 아침에는 밥을 동일하게 먹어도 식후 혈당조절이 안되어 초속효성 인슐린을 더 많이 주사하고 있습니다. 왜 아침에만 인슐린 주사가 더 필요한지요?

**A** 다음의 하루 중 혈당변화 그래프에서 볼 수 있듯이 혈당을 올리는 성장호르몬과 코티솔의 분비가 자정부터 새벽 4시까지는 낮았다가 새벽 4시부터 아침 7~8시에 최고로 분비되어 오전 10시까지 지속됩니다. 따라서 아침식사로 점심, 저녁과 같은 양의 탄수화물을 섭취하여도 아침에는 초속효성 인슐린 용량을 10~20% 늘려 주사해야 식후혈당을 목표범위 내로 유지할 수 있습니다.

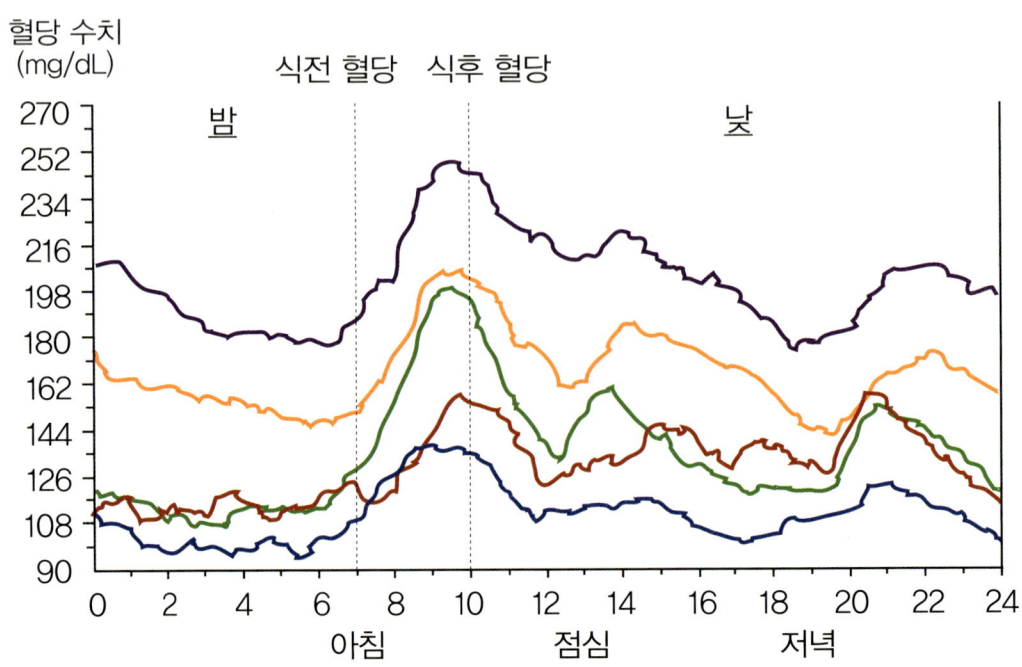

# 궁금해요

**Q** "식사 중에 저혈당 쇼크가 왔어요." 왜 저혈당이 왔나요?

**A** 식사 중에 저혈당이 올 수 있는 원인은 다음과 같이 다양하므로 원인을 점검하여 저혈당을 예방하도록 합니다.

- 초속효성 인슐린 또는 혼합형 인슐린을 주사하는 경우 탄수화물을 섭취하지 않고, 단백질만 섭취하였는지 점검합니다. 초속효성 인슐린은 식후 혈당을 높이는 탄수화물을 조절하기 위해 주사하기 때문에 고기, 생선과 같은 단백질만 먹고 탄수화물이 들어있는 음식을 섭취하지 않으면 단백질은 서서히 소화 흡수되고 초속효성 인슐린의 약효는 빨리 나타나서 저혈당이 발생 할 수 있습니다.
- 당뇨병의 합병증으로 위마비가 동반된 경우에는 표와 같이 소화가 천천히 되어 혈당이 천천히 상승하게 됩니다. 따라서 위마비가 동반된 경우에는 초속효성 인슐린은 식사 15분~직전에 주사하지 말고, 식후 15분~1시간에 주사하여 인슐린의 약효와 혈당 상승 곡선이 균형을 맞추도록 합니다.

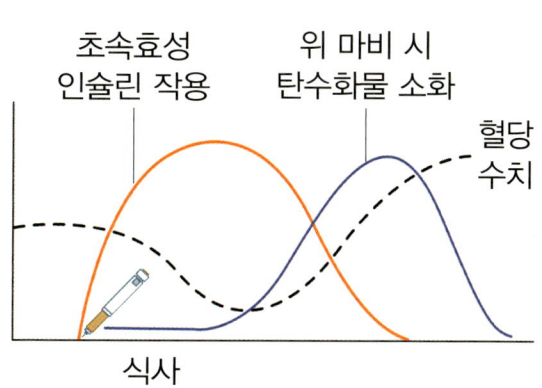

 ## 궁금해요

**Q** 갑자기 고혈당이 발생하면 어떻게 대처해야 하나요?

**A** 만약 질병 또는 과식, 인슐린 용량을 잘못 주사한 상황이 아닌데도 설명할 수 없는 고혈당이 발생하였다면 다음 단계를 따르십시오.

❶ 인슐린 용량조정에 대하여 병원에 문의하도록 합니다.

❷ 고혈당으로 인한 탈수를 예방하기 위하여 당분이 없는 물을 많이 마십니다.

예 : 보리차나 생수 등을 30분마다 마십니다.

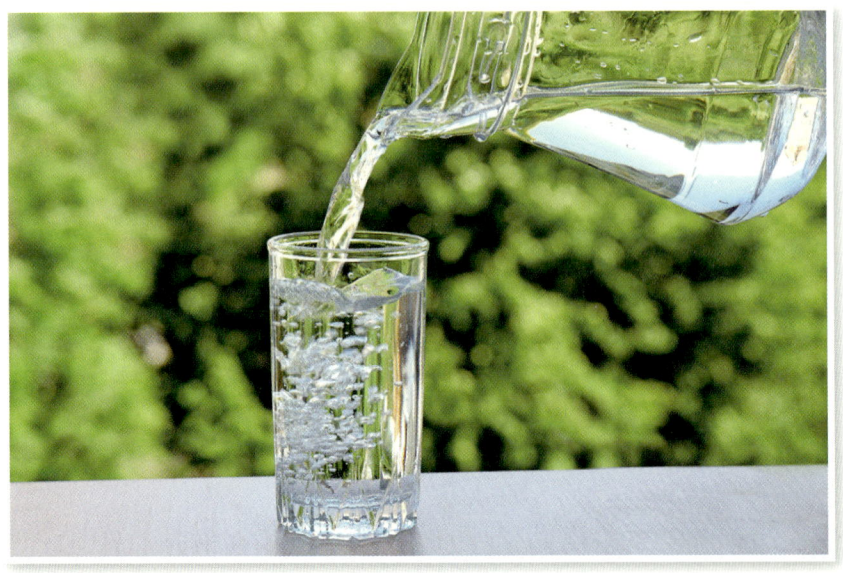

❸ 고혈당을 조절하기 위하여 인슐린을 추가 주사합니다.

❹ 고혈당의 원인을 찾지 못한 경우에는 병원을 방문합니다.

## 궁금해요

**Q** 아픈 날에는 초속효성 인슐린은 어떻게 주사해야 하나요?

**A** 감기, 독감, 감염, 정서적 스트레스는 고혈당을 유발할 수 있으므로 예방이 중요합니다. 따라서 아픈 날에는 다음과 같이 관리합니다.

**❶ 혈당검사를 자주합니다.**
- 음식을 섭취할 수 없는 경우에는 1~2시간마다 혈당검사를 합니다.
- 음식을 섭취할 수 있으면 2~4시간마다 혈당검사를 합니다.

**❷** 아플 때는 탄수화물 섭취량에 따른 초속효성 인슐린 용량에 식전 혈당수치에 따른 교정 용량을 조정하여 주사함으로써 혈당을 목표 범위 내로 조절하도록 합니다.

**❸** 식욕부진, 미식거림 등으로 음식을 섭취하기 어려운 경우에는 미음이나 부드러운 음식을 통해 하루에 150~200g(매 시간마다 15g 또는 3~4시간마다 45~50g)의 탄수화물을 섭취합니다.

**❹ 만일 다음과 같은 상황이 계속되면 병원을 방문합니다.**
- 지속적으로 공복 혈당이 250mg/dL이상인 경우
- 심한 복통, 호흡곤란, 지속적인 구토, 설사, 38°C 이상의 고열 등
- 저혈당이 반복되는 경우

## 궁금해요

**Q** 장시간형 인슐린 주사를 맞고 있습니다. 취침전 혈당은 높지 않은데 아침 공복 혈당이 높습니다. 어떻게 해야 하나요?

**A** 하루중 공복 혈당이 제일 높을 때가 아침입니다. 아침 공복 혈당은 혈당조절의 기본이며, 아침 공복 혈당이 조절되지 않고는 하루 중의 혈당이 잘 조절되지 않습니다. 취침전 혈당이 목표 범위 내로 있는데 지속적으로 아침 공복 혈당이 높으면 새벽 2~3시에 혈당을 측정하여 저혈당 유무를 확인합니다. 새벽에 저혈당이 있다면 장시간형 인슐린 용량을 전날 용량에서 약 20% 정도 줄이도록 합니다. 갑자기 아침 공복 고혈당이 발생하였다면 저녁에 단백질 섭취량이 적절하였는지, 고강도의 운동을 하였는지 살펴보고 다음을 점검하도록 합니다.

- **소모지현상**

  야간 저혈당이 발생한 후 혈당을 정상 범위 내로 유지하기 위하여 인슐린 길항호르몬이 분비되어 반동으로 아침에 고혈당이 발생하는 경우입니다.

- **새벽현상**

  야간 저혈당이 동반되지 않으면서 새벽 동안만 혈당이 상승하는 경우입니다.

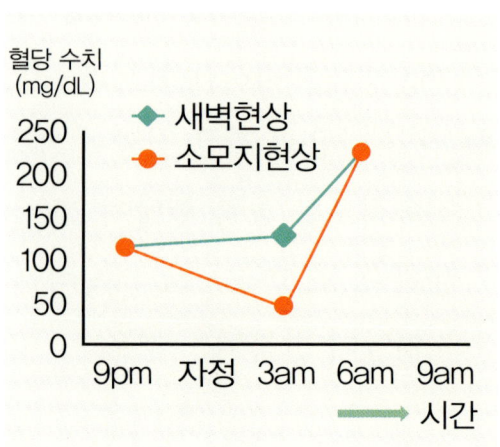

# 인슐린 주사 시 식사요법은?

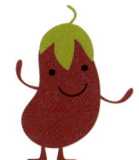

당뇨식은 건강식으로 "골고루, 알맞게, 제 때"에 먹습니다. 혈당과 인슐린의 균형을 유지하기 위해서 인슐린 주사 시에도 식사요법은 당뇨병관리의 기본입니다. 영양교육을 통해 나에게 알맞은 식사요법을 배우도록 합니다.

당뇨식 = 건강식

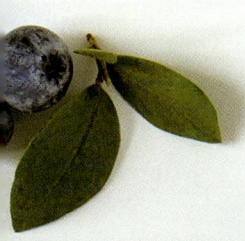
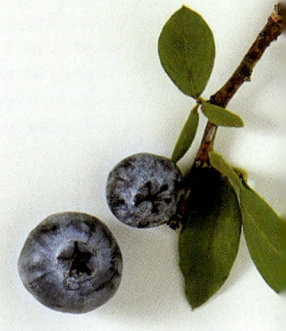
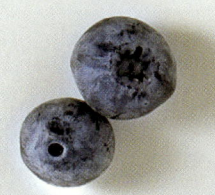
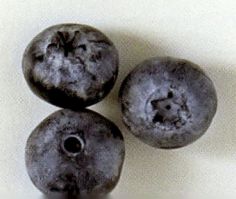

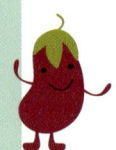

# 당뇨식 = 건강식

### 1. 골고루 먹습니다.

뷔페접시(23cm)를 이용하여 다음과 같이 매끼마다 탄수화물, 단백질, 지방, 채소류를 골고루 먹습니다.

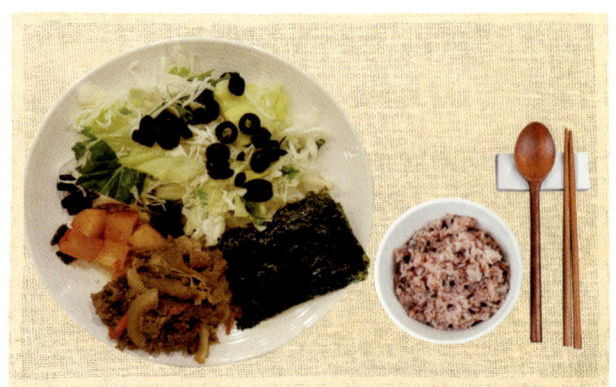

**1/4** — 접시의 1/4은 곡류군을 담으세요.
예 : 곡류군 2~3교환단위

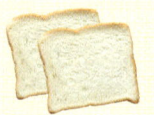  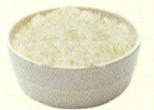

**1/4** — 접시의 1/4은 어육류군(고기, 생선, 두부, 콩)을 담으세요.
예 : 어육류군 1~2교환단위

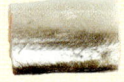  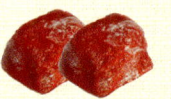

**1/2** — 접시의 절반은 채소류, 해조류, 버섯류를 넉넉히 담으세요.
지방(기름, 견과류)을 소량 사용합니다.

## 2. 알맞게 먹습니다.

### 나에게 알맞은 탄수화물 권장량 알기

일반적인 식사와 간식으로 섭취하는 탄수화물 권장량은 하루 필요 열량의 50~60% 범주로 다음과 같이 알맞게 먹습니다. 본인에게 알맞은 탄수화물 섭취량은 영양교육을 받도록 합니다.

알맞은 탄수화물 섭취량은 다음과 같은 여러 가지 요인을 고려합니다.

- 키
- 체중
- 나이
- 활동량
- 혈중 지질(콜레스테롤, 중성지방)
- 식습관
- 경구혈당강하제

### 식사와 간식 시 일반적인 탄수화물 권장량

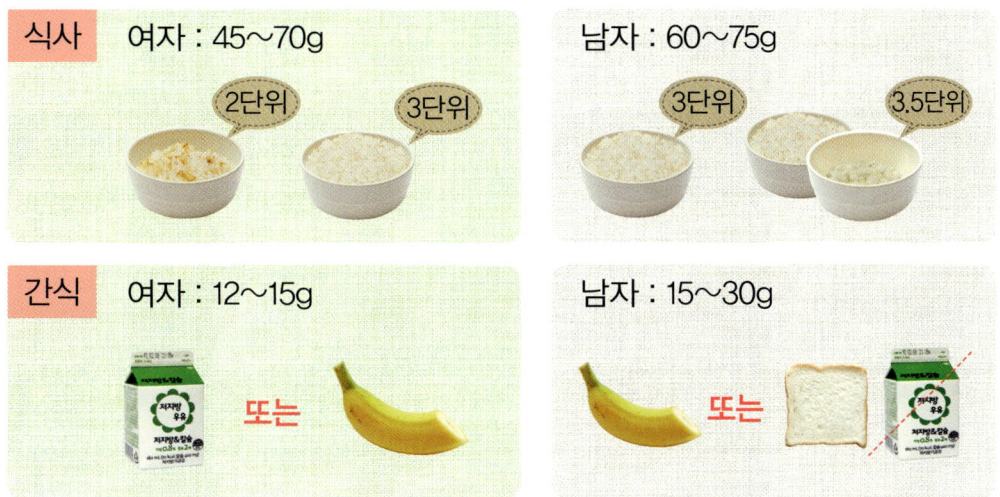

★ 초속효성 인슐린은 탄수화물 섭취량에 따라 용량을 조정합니다. 권장량보다 더 먹거나 적게 먹을 경우에는 인슐린 용량을 조정합니다.

**나에게 알맞은 단백질 권장량 알기**

- 일반적인 알맞은 단백질 권장량은 식사 시 어육류군 1~2교환단위입니다.
- 장시간형 인슐린 주사 시에는 특히 저녁에 단백질을 권장량만큼 섭취합니다.
- 본인에게 알맞은 단백질 섭취량에 대해 영양교육을 받도록 합니다.

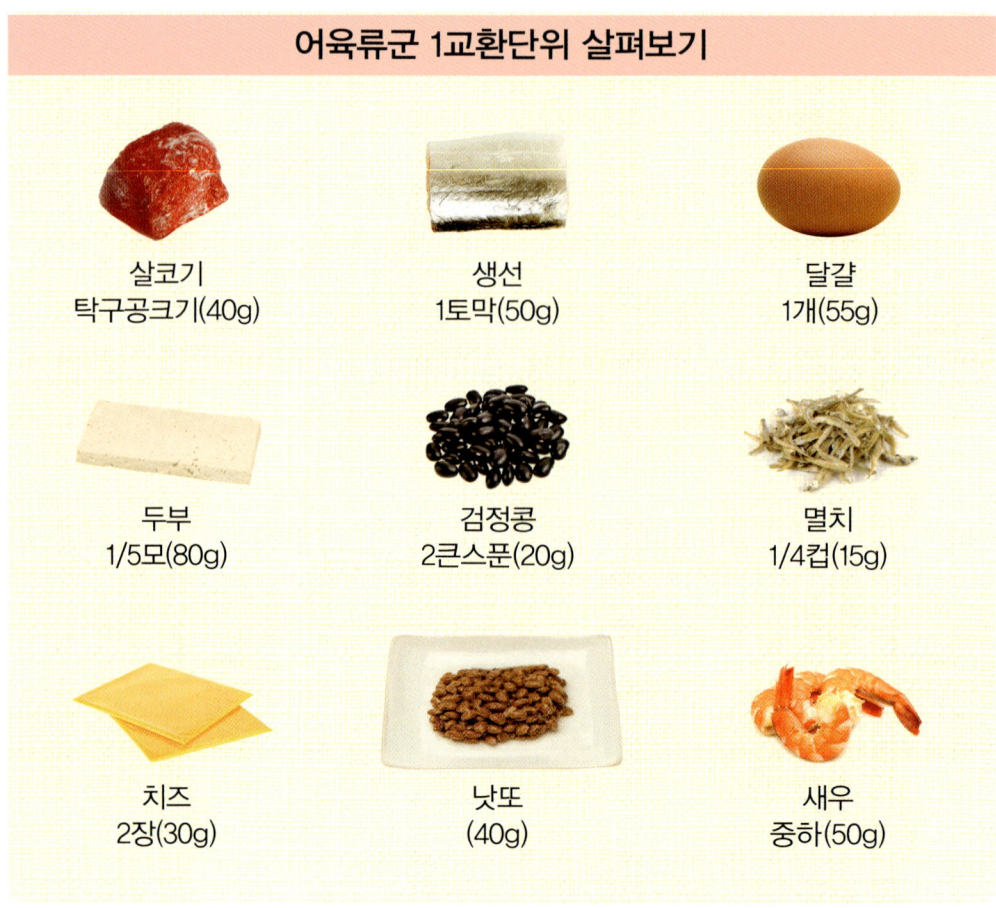

## 나에게 알맞은 지방 권장량 알기

- 일반적인 알맞은 지방의 권장량은 식사 시 지방군 1~2교환단위입니다.
- 본인에게 알맞은 지방 섭취량에 대해 영양교육을 받도록 합니다.

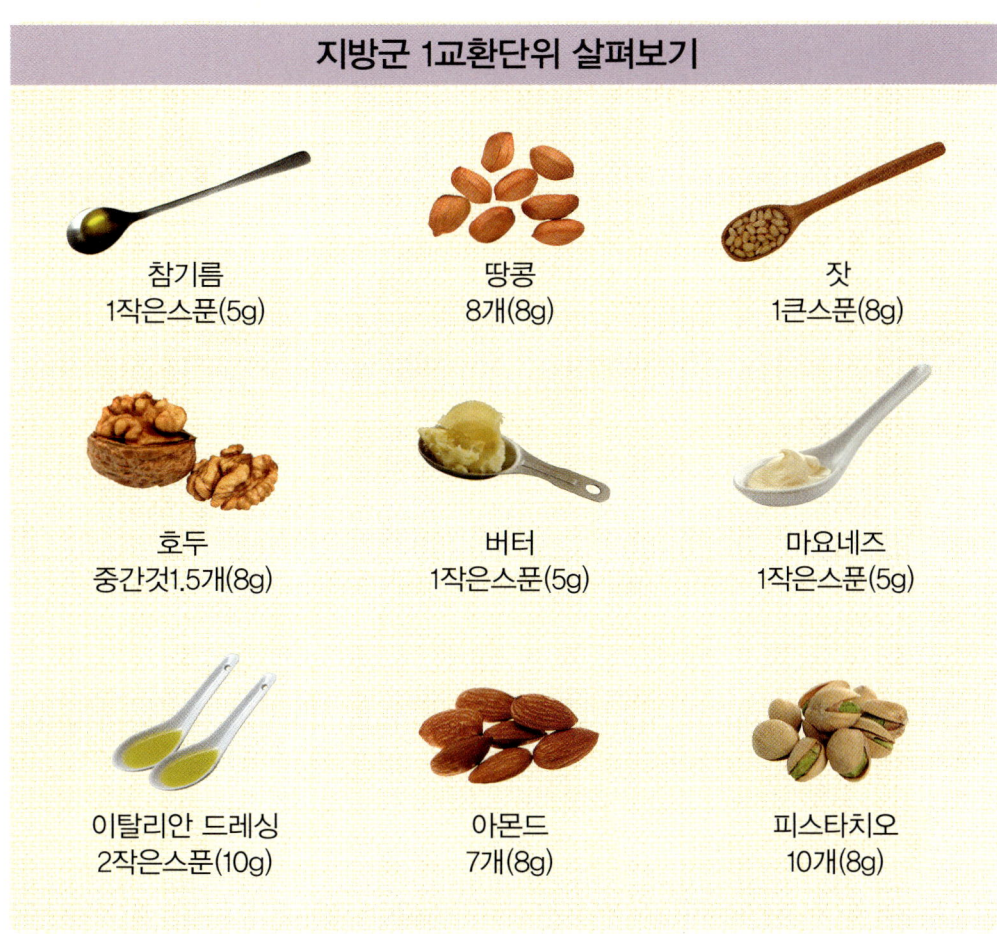

## 나에게 알맞은 채소 권장량 알기

- 채소군은 매끼 2~3교환단위씩 넉넉히 먹습니다.
- 채소군에는 채조류, 해조류, 버섯류 등이 포함되어 있습니다.
- 본인에게 알맞은 채소군 섭취량에 대해 영양교육을 받도록 합니다.

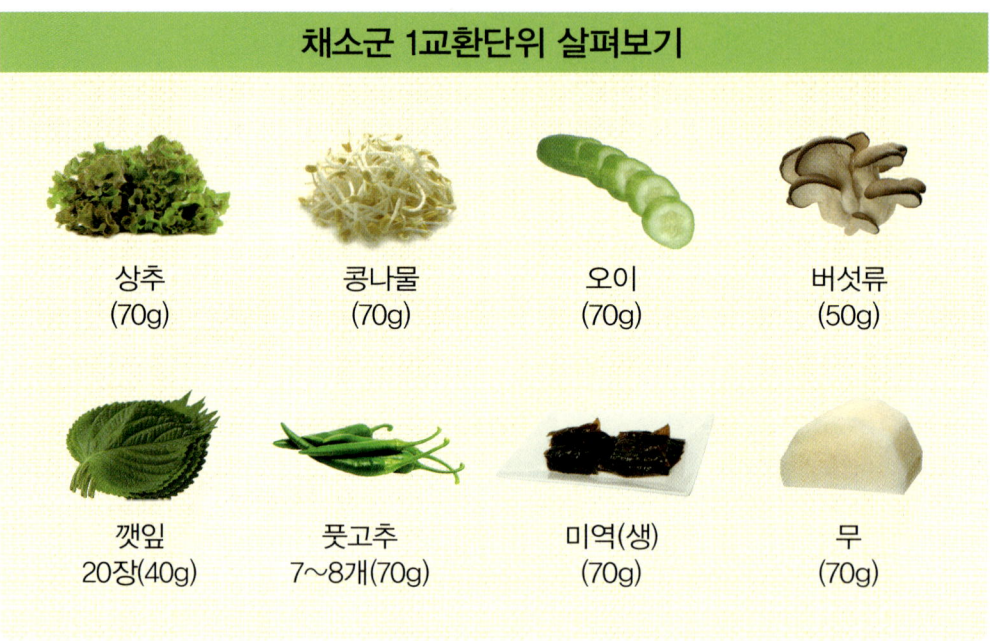

## 3. 제 때에 먹습니다

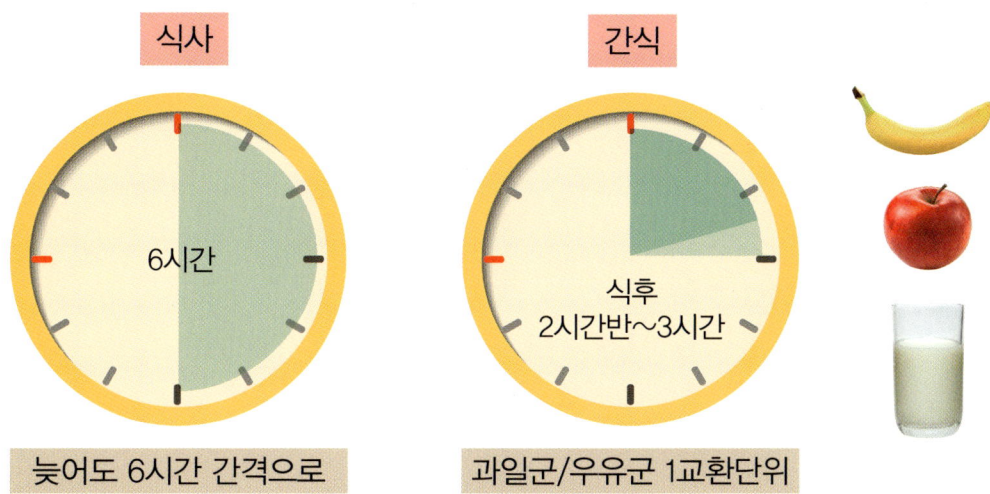

- 식사와 식사 중간에 알맞은 간식을 먹습니다.
  ⋯▶ 알맞은 간식량 : 우유 1컵  또는 과일군 1교환단위

- 빈속에 술을 마실 경우 저혈당이 발생할 수 있습니다.
- 술을 마실 경우에는 식후에 주 1~2회, 1~2잔 이내로만 마십니다.

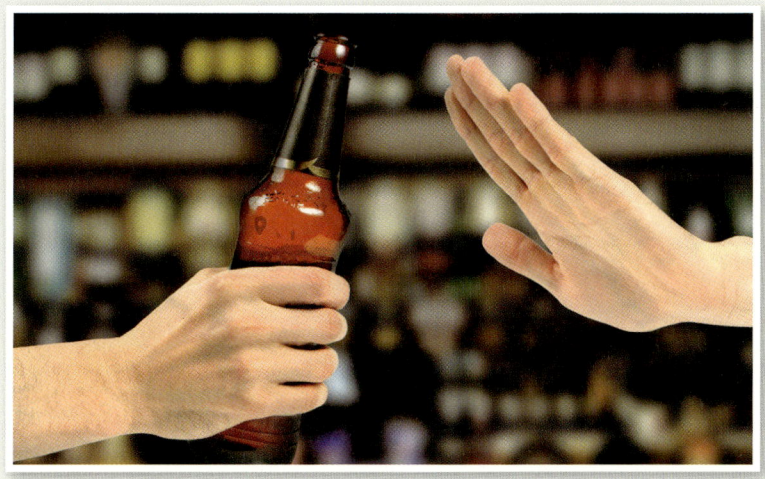

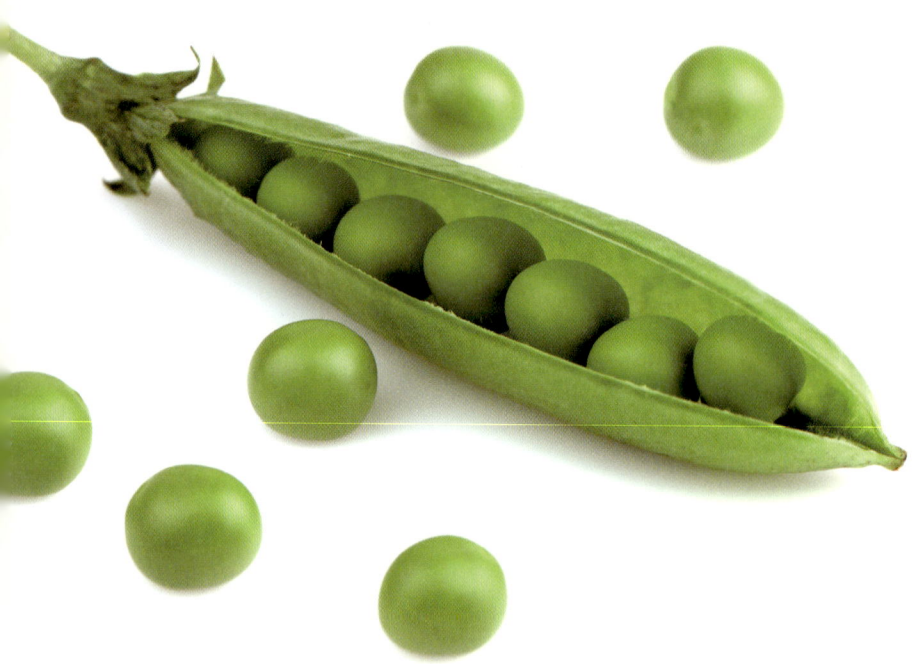

# 인슐린 주사 시 운동요법은?

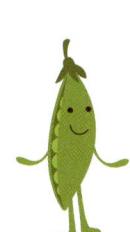

인슐린 주사 시에도 운동요법은 필요합니다. 운동을 하면 혈당조절에 효과적입니다. 또한 인슐린 용량도 줄일 수 있습니다. 그러므로 운동에 따른 인슐린 용량조정법과 저혈당 예방법을 알고 있어야 합니다.

운동은 주 5회 "등에 땀이 나면서 옆 사람과 이야기 하는 것이 힘들지 않을 정도"의 강도로 걷기, 산책과 같은 유산소 운동을 하도록 합니다. 근력운동도 몸을 이용하거나 아령, 밴드 등을 이용하여 주 2~3회 합니다.

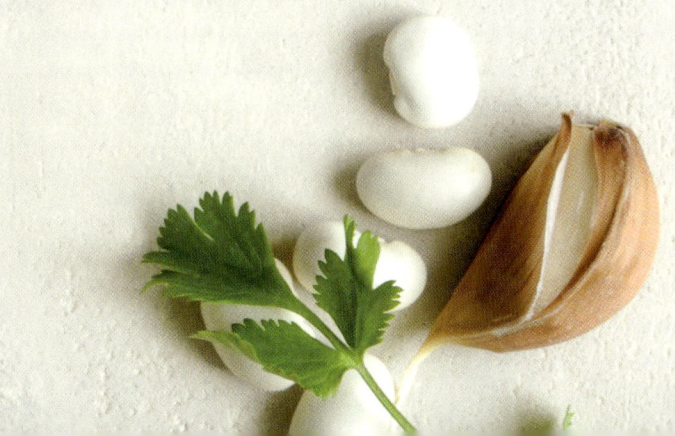

## 올바른 운동방법

- 운동은 식후 1시간 합니다.
  빈속에 운동을 하거나 고강도로 장시간 운동을 하면 저혈당이 발생할 수 있습니다.

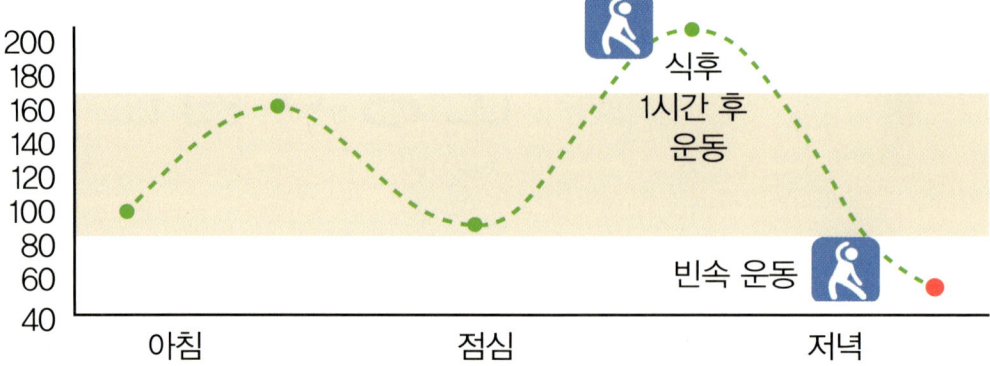

- 장시간 운동을 하거나 공복에 운동할 경우에는 운동 전 혈당측정을 합니다.
- 운동 전 혈당 수치가 100mg/dL 이하인 경우는 운동강도에 따라 다음과 같이 알맞은 간식을 섭취하고 운동합니다.

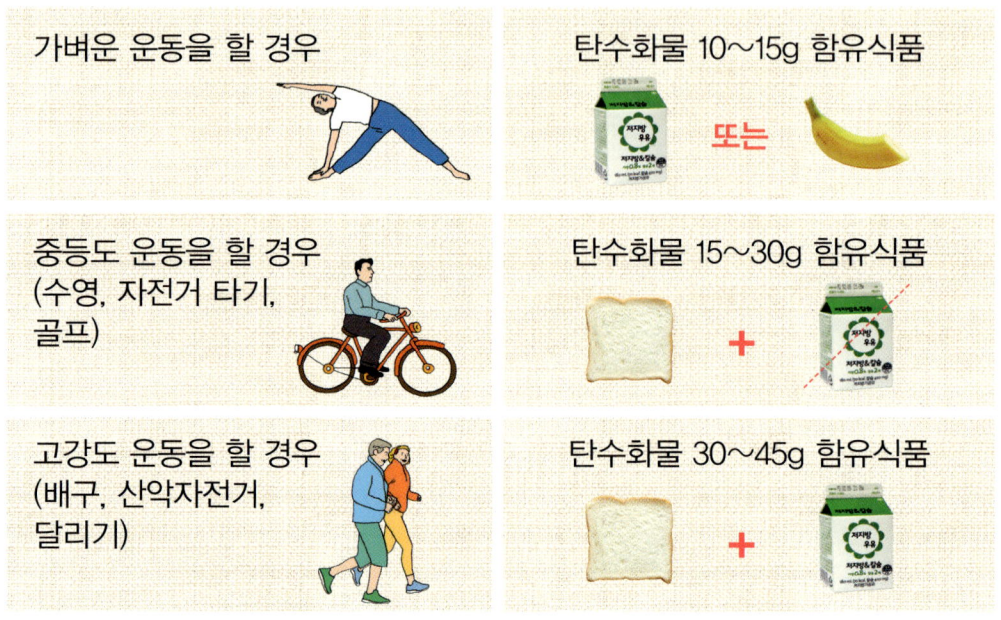

- 장시간 운동 중에는 30분~1시간마다 적절한 간식을 섭취합니다.

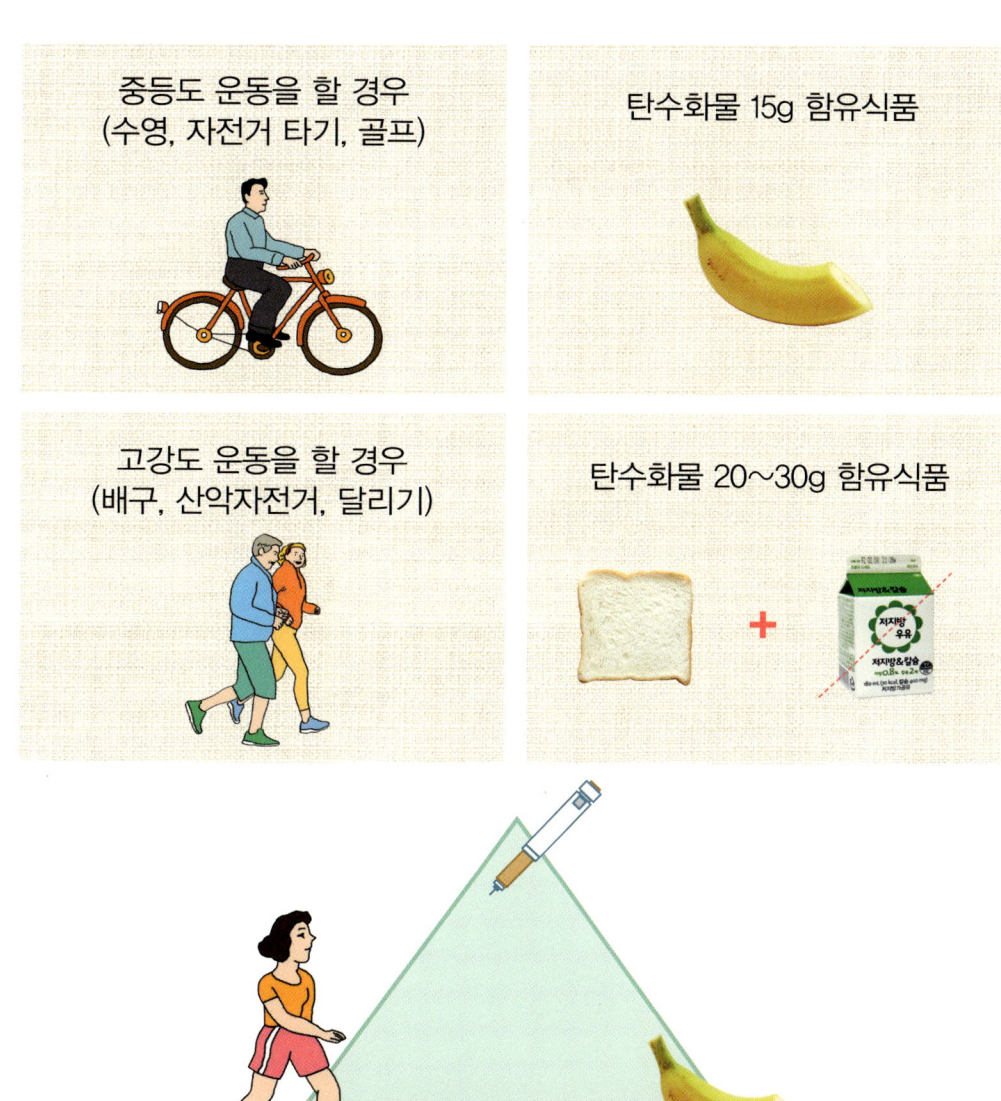

| 중등도 운동을 할 경우 (수영, 자전거 타기, 골프) | 탄수화물 15g 함유식품 |
| 고강도 운동을 할 경우 (배구, 산악자전거, 달리기) | 탄수화물 20~30g 함유식품 |

### 운동전 혈당이 높은 경우 점검하세요

공복 혈당 수치가 250mg/dL 이상으로 높으면 운동은 피하도록 합니다.
혈당이 계속 높을 때 운동을 하면 오히려 혈당이 올라가기 때문입니다.

**운동 후 혈당치에 따라 저혈당을 예방합니다.**

| 운동 후 혈당 수치 | 지 침 |
|---|---|
| 110mg/dL 미만 | • 30~60분 내에 식사 또는 간식 계획이 없는 경우<br>　: 탄수화물 15g 섭취<br>• 1시간 이상 식사 또는 간식 계획이 없는 경우<br>　: 탄수화물 30g 섭취<br>• 잠자기 전인 경우 30g 탄수화물 섭취 |
| 111~160mg/dL | • 다음에 운동할 경우<br>　: 인슐린 용량조정을 잘하였으므로 동일하게 조정<br>　: 운동 후 혈당측정이 필요함 |
| 161mg/dL 이상 | • 다음에 운동할 경우<br>　: 인슐린 감량은 필요 없음<br>　: 운동 후 혈당측정이 필요함<br>• 간식을 알맞게 먹었는지 점검할 것 |

• 당뇨병 인식 카드와 저혈당 응급식품을 항상 가지고 다닙니다.
　예 : 사탕 3~4개

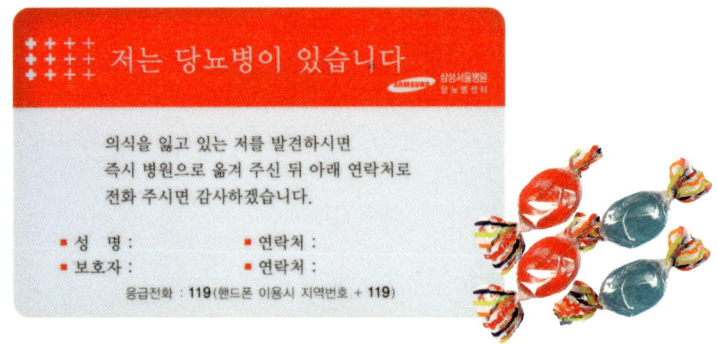

# 저혈당 관리는?

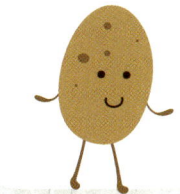

저혈당을 예방 및 관리하기 위해 이것만은 기억하세요!
- 저혈당 증상 알기
- 골고루, 알맞게, 제 때에 식사하기
- 혈당측정 및 기록하기
- 저혈당 발생시 의료진, 가족의 도움 받기

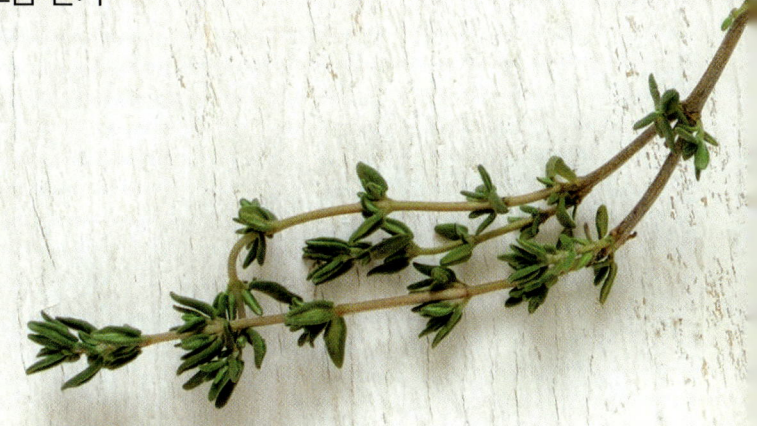

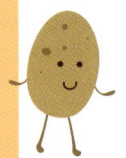
## 저혈당 원인은?

저혈당의 원인은 식사, 운동, 약물치료의 균형에 문제가 있을 때 발생합니다.

### 🍴 식사
- 식사나 간식을 미루거나 건너뛰었을 경우
- 빈속에 술을 마신 경우

### 🚴 운동
- 공복에 운동을 하는 경우
- 장시간 운동 시 간식을 보충하지 않은 경우

### 💉 약물치료
- 처방 받은 인슐린 용량을 너무 많이 늘린 경우
- 약 복용이나 인슐린 주사를 제시간에 하지 않은 경우
- 추가로 인슐린을 더 주사한 경우
- 초속효성 인슐린 주사 후 식사량(특히 탄수화물)이 적은 경우

# 저혈당 증상은?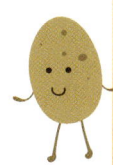

저혈당의 일반적인 증상은 다음과 같습니다.
배고픔, 식은땀, 어지러움, 떨림, 피로감, 가슴이 두근거림, 불안감, 두통, 시력 장애, 졸림

- 위험한 저혈당 증상
  말이 어둔해짐, 경련, 혼돈, 실신
- 야간 저혈당 증상
  주로 새벽 2~3시에 악몽, 식은땀, 불안, 아침 기상시 두통 등

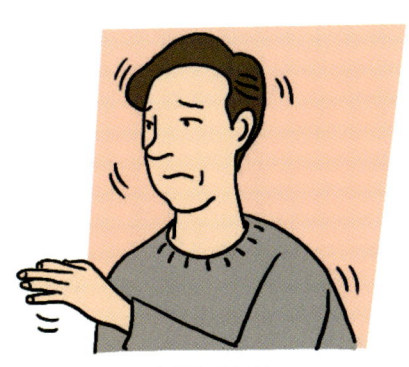
손발 떨림

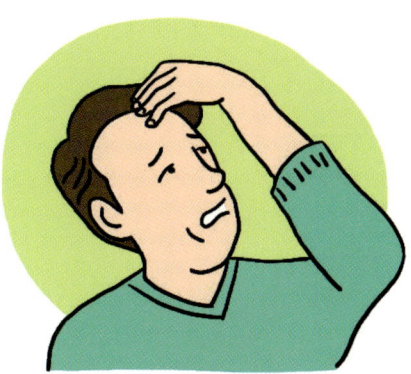
어지러움

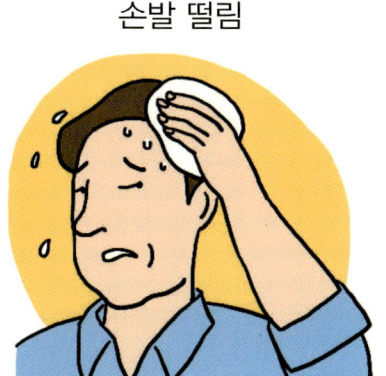
식은땀

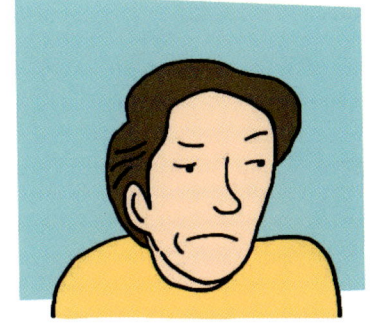
불안감

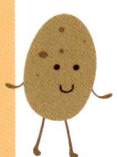

## 저혈당 발생시 대처는?

혈당측정

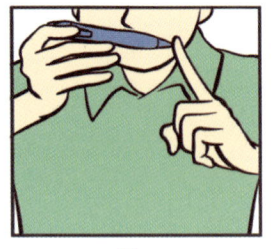
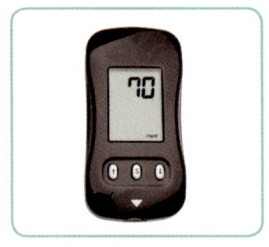

70mg/dL이면 저혈당 이지!

단순 당질 15g 섭취

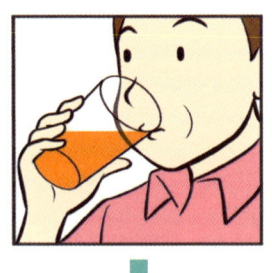
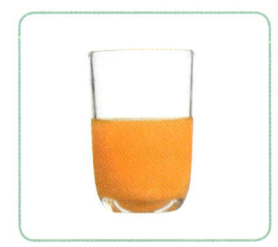

주스 1/2잔을 먹으라고 했지!

15분간 휴식

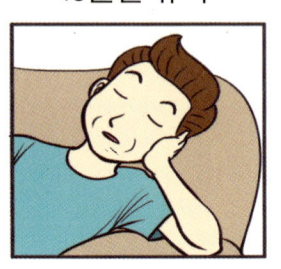
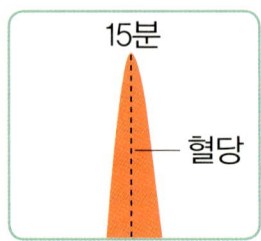

당황하지 말고 휴식을!

혈당측정

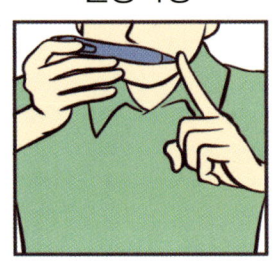
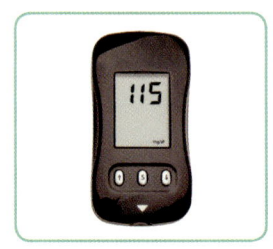

혈당이 115mg/dL 45mg/dL 올랐네!

# 저혈당 시 무엇을 얼마만큼 먹어야 하나요?

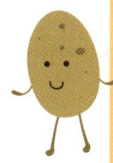

- 소화 흡수가 빨라 혈당이 급격히 상승하는 단순 당질 15~20g을 섭취합니다.
- 탄수화물 15g은 섭취 후 15분에 혈당을 약 45~60mg/dL 정도 올리므로 알맞게 섭취하여 고혈당이 되지 않도록 합니다.
지방이 포함된 초콜렛, 아이스크림 등은 혈당을 천천히 올리므로 적합하지 않습니다.

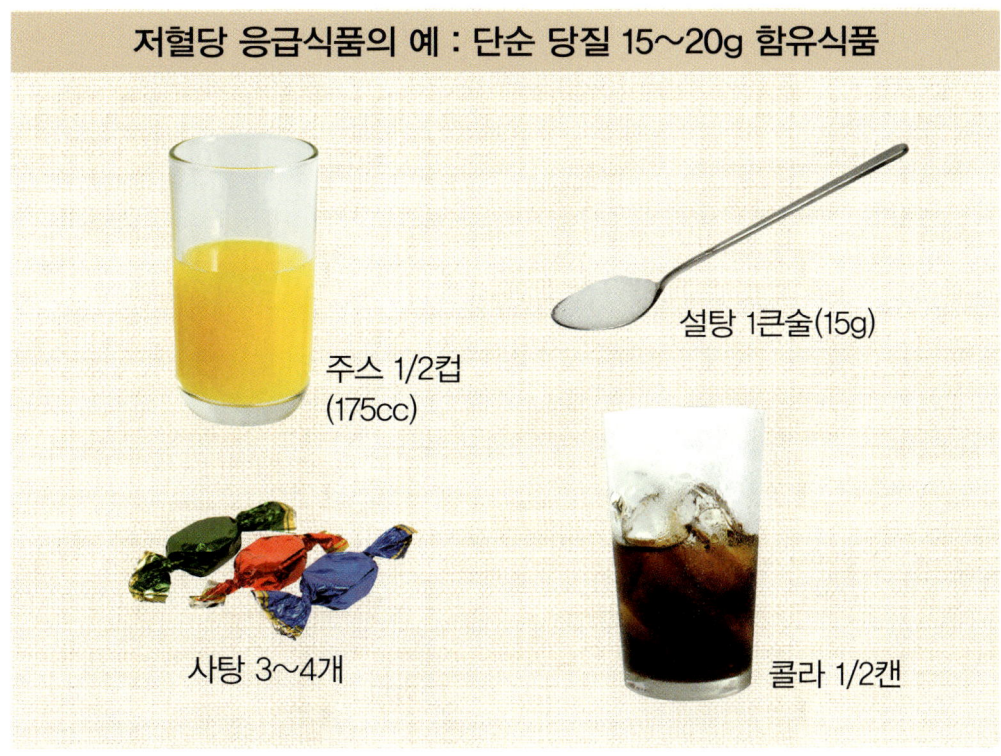

저혈당 응급식품의 예 : 단순 당질 15~20g 함유식품
- 주스 1/2컵 (175cc)
- 설탕 1큰술(15g)
- 사탕 3~4개
- 콜라 1/2캔

- 저혈당 대처 후 혈당은 100~130(140)mg/dL을 유지하도록 합니다.

- 저혈당 대처 후 혈당이 70mg/dL 미만이면 한번 더 저혈당 응급 식품을 섭취합니다.
- 저혈당 대처 후 1시간 이내에 식사를 할 수 없을 경우에는 간식 (탄수화물 15g + 단백질 7g)을 섭취합니다.

**간식의 예 : 과일군 1/2교환 단위 + 우유 한 컵**

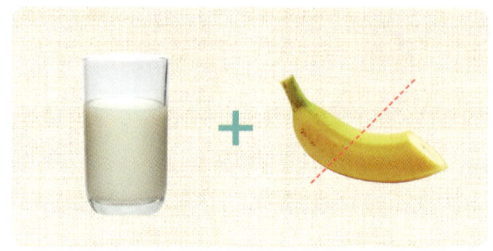 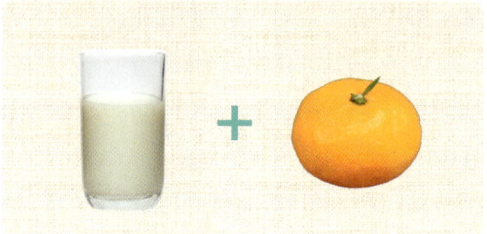

- 혈당이 50mg/dL 미만으로 너무 낮은 경우에는 단순 당질 30g이 함유된 식품을 먹습니다.
- 취침 전 혈당은 100~140mg/dL를 유지하도록 하며 100mg/dL 보다 낮으면 탄수화물과 단백질이 포함된 간식을 먹습니다.
  예 : 우유 1잔 + 귤(소) 1개
- 저혈당 경험을 당뇨수첩에 기록을 하고 진료 시 문의합니다.
- 심각한 저혈당 증상이 나타나면 119로 연락하여 즉시 병원을 방문해야 합니다.

# 자가혈당 측정하기

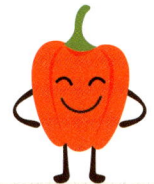

인슐린 주사 시 혈당을 목표 범위 내로 유지하기 위해서는 자가혈당측정 수치를 근거로 하여 인슐린 용량조정을 하는 과정이 반드시 필요합니다.
인슐린 주사 시에는 혈당검사에 필요한 용품(혈당검사지, 채혈침)을 구입시 국가로부터 일부 요양비 지원을 받을 수 있으므로 이를 적극적으로 활용하도록 합니다.

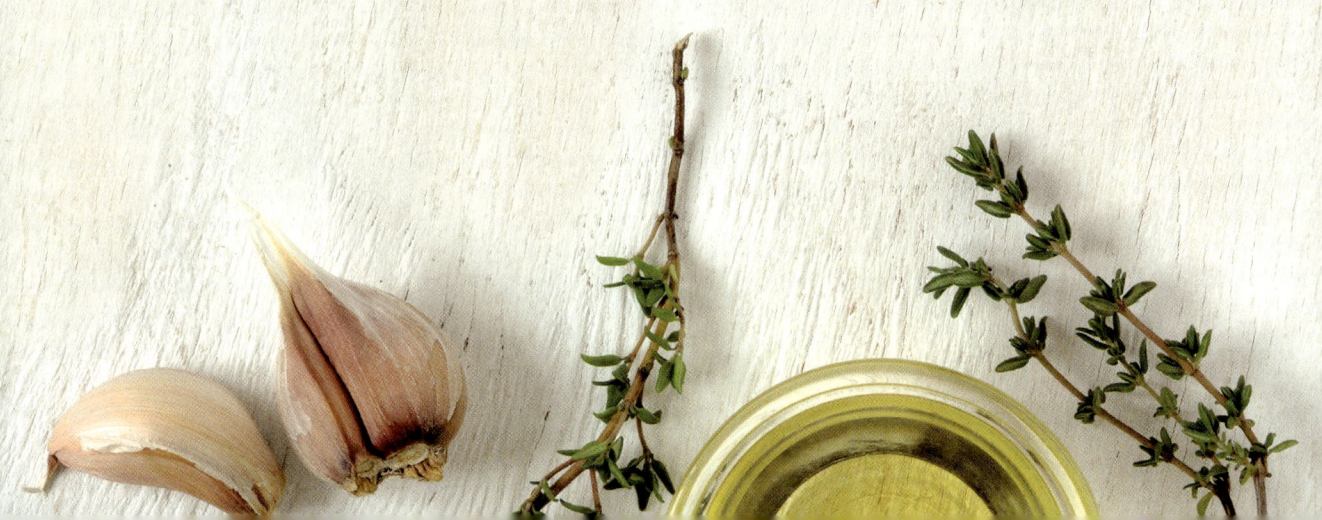

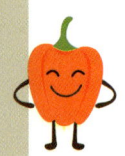
# 올바른 자가혈당측정 방법은?

자가혈당측정기의 종류는 다양하고, 사용방법이 다르므로 사용설명서에 따라 올바른 사용법을 배워 검사하도록 합니다.

### 준비물

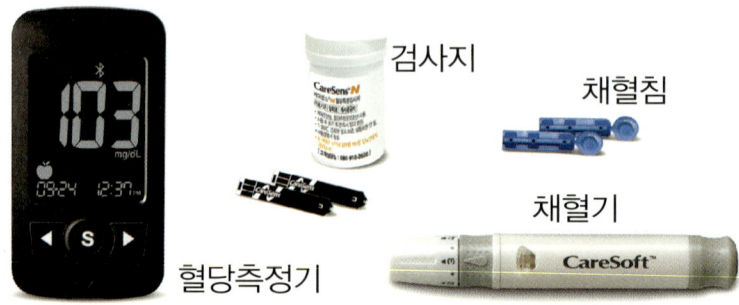

혈당측정기 / 검사지 / 채혈침 / 채혈기

### 혈당 검사 순서

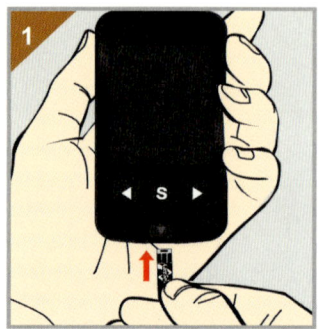

검사지 삽입

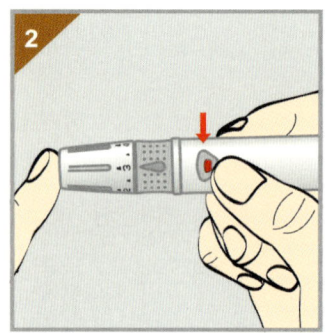

채혈하기

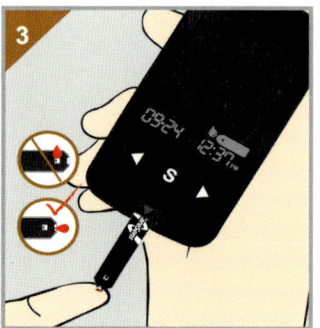

혈액 주입하기

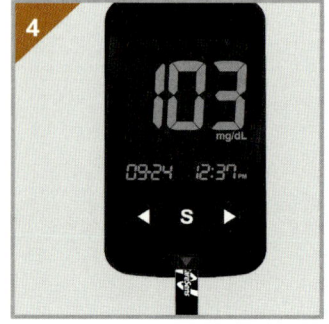

측정하기

**채혈 시 통증을 줄이는 방법은?**

- 알콜솜으로 소독한 경우 완전히 마른 후 채혈하기
- 적절한 채혈부위 선택하기

  손가락 측면을 이용하는 것이 통증이 덜합니다. 또한 채혈부위를 매번 바꾸면 피부손상과 통증을 줄일 수 있습니다.

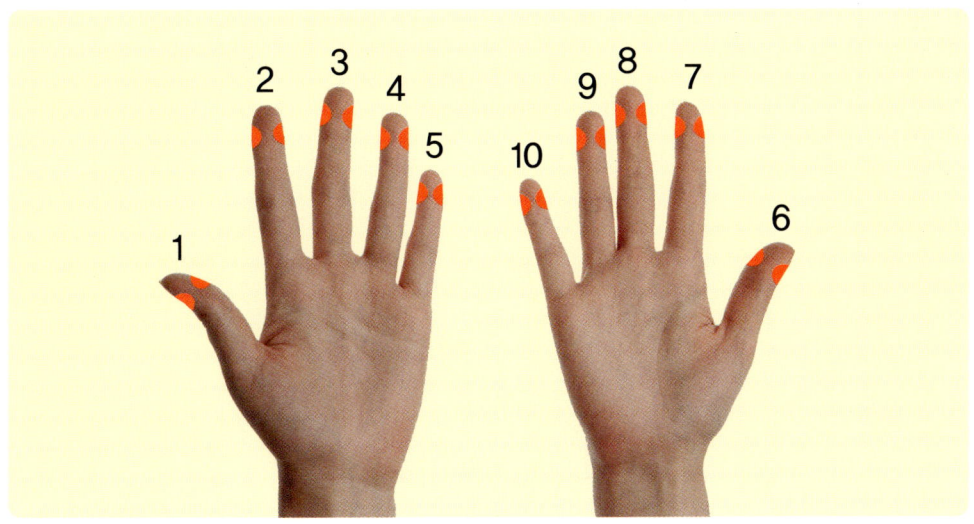

- 적절한 채혈침 깊이 선택하기

  채혈침의 깊이 조정은 숫자 또는 기호로 표시되어 있습니다. 적절한 채혈침의 깊이를 선택하여 채혈하면 통증을 최소화하면서 혈당측정에 필요한 채혈을 할 수 있습니다.

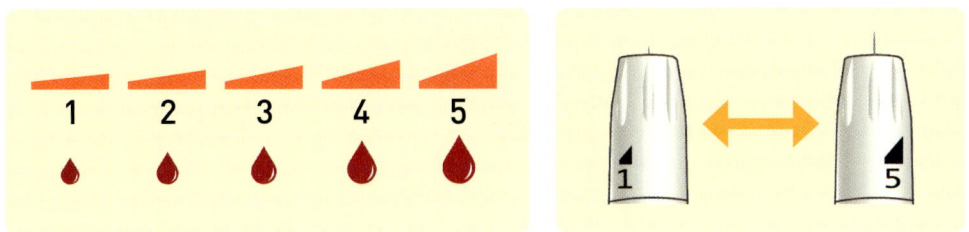

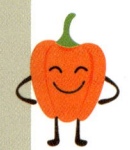 ## 자가혈당측정은 언제 하나요?

인슐린 치료 시 혈당측정은 혈당조절 정도, 인슐린 치료방법, 저혈당 발생 빈도 등 다양한 요인을 고려하여 나에게 알맞은 시간에 적절한 빈도로 혈당측정을 합니다. 혈당이 목표 범위 내로 유지되면 혈당검사 빈도는 줄일 수 있습니다.

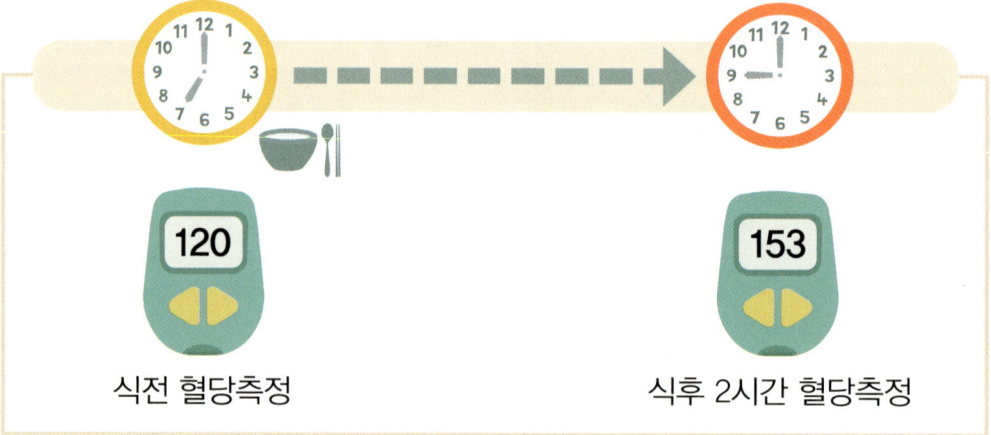

- 식전 혈당

  식사 전, 인슐린 주사를 하기 전에 혈당측정을 합니다.

- 식후 1~2시간 혈당

  첫 숟가락을 뜬 시점부터 1~2시간 째 혈당측정을 합니다.

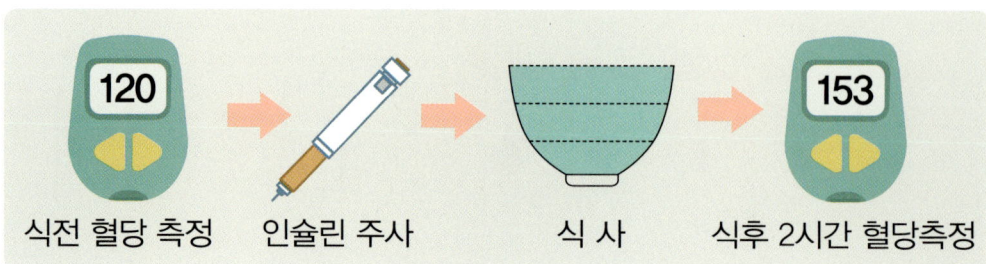

# 얼마나 자주 혈당검사를 하나요?

## 장시간형 인슐린 주사를 하는 경우

당뇨수첩 기록의 예

| 날짜<br>(요일) | 구분 | 아 침 | | 점 심 | | 저 녁 | | 취침전 |
|---|---|---|---|---|---|---|---|---|
| | | 식전 | 식후 | 식전 | 식후 | 식전 | 식후 | |
| 5/1<br>(월) | 혈당 ❶ | 145 | | | | | | ❶ 130 |
| 5/2<br>(화) | 혈당 ❷ | 110 | | | | | | |
| 5/3<br>(수) | 혈당 ❸ | 107 | | | ❸ 250 | | | |

## 측정방법

❶ 아침 공복과 취침 전 혈당을 측정합니다.

- 장시간형 인슐린의 효과가 적절한지 파악하여 인슐린 용량 조절을 위해 필요합니다.
- 공복 혈당을 조절하고, 야간 저혈당을 예방하기 위해 필요합니다.
- 취침전 혈당에서 아침 공복 혈당의 차이가 50mg/dL 이하로 유지 되도록 용량 조절을 합니다.
- 아침 공복 혈당이 취침 전 혈당보다 100mg/dL 이상 떨어지면 저혈당 위험이 있으므로 인슐린 용량을 줄이도록 합니다.

❷ 아침 공복 혈당이 목표 범위 내로 유지되면 아침 공복 혈당만 하루에 한 번 측정합니다.

❸ 과식한 경우에는 식사요법을 개선하기 위해 식후 혈당을 측정합니다.

## 초속효성 인슐린 주사를 하는 경우

### 당뇨수첩 기록의 예

| 날짜 (요일) | 구분 | 아 침 | | 점 심 | | 저 녁 | | 취침전 |
|---|---|---|---|---|---|---|---|---|
| | | 식전 | 식후 | 식전 | 식후 | 식전 | 식후 | |
| 4/8 (금) | 혈당 ❶ | <u>140</u> | 230 | 130 | <u>211</u> | 139 | 205 | |
| 4/9 (토) | 혈당 ❷ | 130 | | 135 | | <u>200</u> | | |
| 4/9 (토) | 혈당 | 130 | | 135 | | 135 | ❸ <u>290</u> | |

### 측정방법

❶ 식전 혈당과 식후 2시간 혈당을 함께 측정하여 하루에 6~7회 합니다.

• 탄수화물 섭취량에 따른 적절한 초속효성 기준용량을 찾기 위해 필요합니다.

❷ 식전, 식후 혈당이 목표 범위 내로 유지되어 기준 용량이 결정되면 이후에는 매 식전 혈당과 취침전 혈당을 포함하여 하루에 4회 측정합니다.

• 간식을 과식하였거나 이전 식사에 단백질/지방 섭취량이 많아 식전 혈당이 높은 경우 또는 활동량이 많아 식전 혈당이 낮은 경우에는 초속효성 인슐린 용량을 교정하기 위해 식전 혈당측정이 필요합니다.

❸ 탄수화물을 과다 섭취하거나 활동량이 부족한 경우에는 식후 혈당을 추가로 측정하여 식후 고혈당을 관리합니다.

## 혼합형 인슐린을 아침, 저녁 2회 주사하는 경우

당뇨수첩 기록의 예

| 날짜<br>(요일) | 구분 | 아침 | | 점심 | | 저녁 | | 취침전 |
|---|---|---|---|---|---|---|---|---|
| | | 식전 | 식후 | 식전 | 식후 | 식전 | 식후 | |
| 4/14<br>(목) | 혈당 ❶ | <u>125</u> | 227 | | | 103 | <u>260</u> | |
| 4/15<br>(금) | 혈당 | 112 | 163 | | | 107 | 175 | |
| 4/16<br>(토) | 혈당 ❷ | 97 | | | ❸ 270 | 110 | | |

### 측정방법

❶ 아침 식전과 식후 2시간, 저녁 식전과 식후 2시간 혈당을 포함하여 하루에 4회 측정합니다.

- 초속효성 인슐린이 혼합되어 탄수화물 섭취량 부족, 운동량 과다에 따른 저혈당을 조기에 파악하고 식후 혈당을 목표 범위 내로 유지하기 위해 필요합니다.

❷ 식후 2시간 혈당이 목표 범위 내로 유지되면, 아침, 저녁 식전 혈당만 하루에 2회 측정합니다.

- 저녁 식전 혈당은 아침에 주사하는 혼합형 인슐린 용량이 적절한지 평가하며, 아침 공복 혈당은 저녁에 주사하는 혼합형 인슐린 용량이 적절한지 평가합니다.

❸ 점심에 탄수화물을 과다 섭취하거나 활동량이 부족한 경우에는 점심 식후 혈당을 추가로 측정하여 식후 고혈당을 관리합니다.

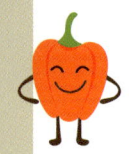

# 당뇨수첩에는 무엇을 기록하나요?

**1. 날짜와 요일**

**2. 혈당 수치**
식전 혈당, 식후 혈당, 취침 전 혈당

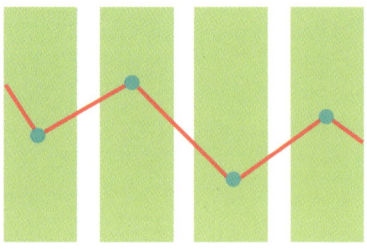

**3. 혈당의 영향요인**
- **식사** : 혈당에 영향을 주는 식사종류와 식사량을 기록합니다. 특히, 탄수화물이 포함된 곡류군, 과일군, 우유군과 단백질이 포함된 고기, 생선, 콩류, 계란 등은 얼마만큼 먹었는지 구체적으로 기록합니다. 식사시간과 간식시간이 불규칙한 경우에는 식사시간을 기록하고, 음주 시에는 술의 종류와 섭취량도 기록합니다.
- **운동량** : 운동 종류와 시간을 기록합니다. 예 : 걷기 30분
  만보계 또는 운동 앱을 통해 걸음 수를 기록합니다. 예 : 5천보
- **인슐린/경구혈당강하제** : 인슐린 주사시간, 인슐린 종류와 용량을 기록합니다. 경구혈당강하제 복용 유무도 기록합니다.
- **기타** : 스트레스, 수면부족, 질병(감기, 설사, 치통), 기분, 생리 등 혈당에 영향을 주는 특이사항을 기록합니다.

**4. 임상자료 : 당화혈색소, 체중, 혈압 등**

# 혈당이 목표범위를 벗어났을 때는?

혈당이 목표범위 보다 높거나 낮은 경우에는 그 원인을 찾아 개선합니다.

**저혈당일 때는 다음 내용을 살펴보세요!**
- ☐ 식사할 때 권장된 탄수화물을 적게 먹었음
- ☐ 운동이나 활동량이 많을 때 탄수화물을 보충하지 않았음
- ☐ 운동이나 활동이 많을 때 인슐린을 감량하지 않았음
- ☐ 저혈당 대처 후 탄수화물이 함유된 간식 또는 식사를 먹지 않았음

**고혈당일 때는 다음 내용을 살펴보세요!**
- ☐ 식사할 때 권장된 탄수화물을 더 많이 먹었음
- ☐ 탄수화물을 더 많이 섭취할 때 초속효성 인슐린을 늘리지 않았음
- ☐ 운동이나 활동량(특히, 식사 후)이 부족하였음
- ☐ 인슐린주사를 안 하였거나 적게 주사함
- ☐ 스트레스가 심하거나 감염, 고열, 통증 등이 있음
- ☐ 혈당을 올리는 약을 복용함
  예 : 스테로이드제, 면역 억제제, 결핵약 등
- ☐ 유효기간이 지났거나 약효가 떨어진 인슐린(얼었거나 고온노출)을 주사함

## 인슐린 주사, 혼자서도 할 수 있나요?

**Q** 시계를 그리고 나의 인슐린 주사시간(예 : 아침 8시)을 표시해 보세요.

시간 제한 10분

**A** 시계와 주사시간을 그리는 것이 어렵다면 인슐린 주사시 다른 사람의 도움이 필요합니다.

## 나의 혈당조절 목표 범위 알기

- 아래 표에 나의 식전 혈당과 식후 혈당 목표 범위를 표시해 보세요.

| 식전 혈당 (mg/dL) | 식후 혈당 (mg/dL) |
|---|---|
| 300 — 고혈당 위험 (200 이상) | 300 — 고혈당 위험 (200 이상) |
| 280 | 280 |
| 260 | 260 |
| 240 | 240 |
| 220 | 220 |
| 200 | 200 |
| 180 | 180 |
| 160 | 160 |
| 140 | 140 |
| 120 | 120 |
| 100 | 100 |
| 80 — 저혈당 위험 | 80 — 저혈당 위험 |
| 60 | 60 |
| 40 | 40 |

## 당뇨병 소모성 재료 지원 안내

▶ 대상
- 인슐린을 투여하는 모든 당뇨병 환자로 건강보험 공단에 등록된 자
- 만 19세 미만 및 임신 중인 경우는 인슐린을 투여하지 않는 경우에도 지원
- 임신 중 당뇨병 환자의 경우 건강보험 공단에 별도 등록신청 없이 지원

▶ 지원 항목
① 혈당측정 검사지 ② 채혈침(란셋) ③ 인슐린 주사기
④ 인슐린 주사바늘(펜니들) ⑤ 인슐린 펌프용 주사기/주사바늘

▶ 지원 대상 및 지원 금액
- 기준금액 이내로 구입한 경우 실 구입가의 90%에 해당하는 금액 지급
- 제2형 당뇨병환자의 경우 인슐린 주사횟수에 따라 지원 금액이 다릅니다.

| 지원대상 | | 기준금액 | |
|---|---|---|---|
| | | 인슐린 투여자 | 인슐린 미투여자 |
| 제1형 당뇨병환자 | | 2,500원/일 | 해당사항 없음 |
| 제2형 당뇨병환자 | 만 19세 미만 | 2,500원/일 | 1,300원/일 |
| | 만 19세 이상 | 1회 투여: 900원/일 | 해당사항 없음 |
| | | 2회 투여: 1,800원/일 | |
| | | 3회 이상 투여: 2,500원/일 | |
| 임신 중 당뇨병환자 | | 2,500원/일 | 1,300원/일 |

▶ 필요 서류
- 당뇨병환자 등록 신청서(처음 등록 시만 1회 필요함)
- 당뇨병 환자 소모성 재료 처방전(요양기관에서 발행)

▶ 신청방법
- 필요서류를 보험공단에 직접 제출하거나 우편 또는 팩스로 보냅니다.

※ 참고 : 건강보험공단홈페이지(http://www.nhis.or.kr)